誰でもスグできる！

# みるみるコレステロールと中性脂肪を下げる200%の基本ワザ

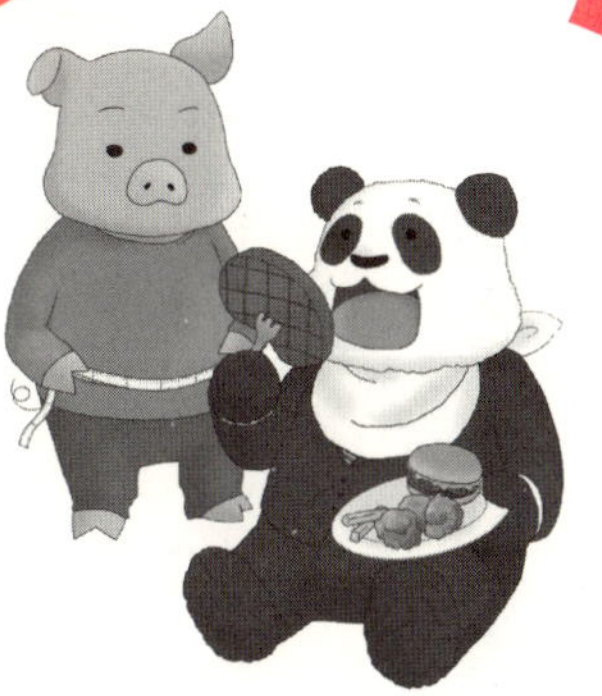

栗原クリニック東京日本橋院長
監修◎栗原毅

日東書院

# はじめに

コレステロールや中性脂肪の異常は病気ではありません。未病の段階です。〝未病〟とは、病気とはいえないけれど健康かというと決してそうではない、こんな状態を表す中国医学の伝統的な考え方です。最近西洋医学にも、未病という考え方が定着してきました。自己治療が提唱されるようになったのです。

日本でも予防医療の時代が幕を開けました。いままでは病気になってから治療するという医療のスタイルが続いていましたが、これからは病気を未然に防ぐという医療のスタイルに変わっていくのです。

コレステロールや中性脂肪値の異常を脂質異常症といいますが、これはまさに未病と同義語です。今は病気とはいえないが、そのまま放置しておくと動脈硬化が進行し、やがては心筋梗塞や脳梗塞など命にかかわる重大な疾患に進む危険性が高くなります。

コレステロールや中性脂肪値を自分で改善することは可能です。そのために大切なことは、あなたの健康はあなた自身が管理するという意識を持つことです。コレステロールや中性脂肪値に問題があるということは、あなたの生活に乱れがあることを表しています。あなた自身がそのことを認識し、ライフスタイルを改善していく強い意志を持つのです。〝医師〟に頼るのではなく、あなたの〝意志〟が病気を未然に防ぐと考えてください。

しかし実情は、コレステロールや中性脂肪とはなにか、体内でどのような役割を担っているのか、多すぎるとなぜいけないのか、その改善方法は…など、知らないことが多いのではないでしょうか。本書ではこれらの点を、できるだけわかりやすく解説しました。あなたのコレステロールや中性脂肪値改善のために、本書が参考になることを願っています。

２０１０年　３月　　栗原　毅

## 第3章 コレステロールや中性脂肪の異常は〝未病〟の段階 49

# ライフスタイル
# チェック表

## あなたはコレステロールや
## 中性脂肪を
## ため込みやすい人？

コレステロールや中性脂肪がたまりすぎると
内臓脂肪が増え、
ほうっておくと動脈硬化が進行し、死に至る病気を招きます。
まずは食生活やライフスタイルなどをチェックして、
あなたがコレステロールや中性脂肪を
ため込みやすいタイプか診断します。

チェック 1

# 食生活

「YES」ならチェックしてください

① 朝食を食べない日が多い ☐

② つい間食をしてしまうことが多い ☐

③ 夕食の時間が遅く食べてから2時間以内に寝る ☐

④ 夕食の後夜食を食べる習慣がある ☐

⑤ 食事を食べ終わるのがほかの人より早い ☐

⑥ よく噛まないで食べていると思う ☐

⑦ 揚げ物や天ぷらが好き ☐

⑧ ステーキを食べるならヒレよりサーロインを選ぶ

▼ □

⑨ 緑黄色野菜はあまり食べない

▼ □

⑩ どんぶり物や麺類など一品物をよく食べる

▼ □

⑪ ケーキやチョコレートなど甘いものをよく食べる

▼ □

⑫ 缶コーヒーやジュースをよく飲む

▼ □

⑬ 昼・夜合わせて週５食以上は外食をする

▼ □

⑭ おなかいっぱい食べないと食べた気がしない

▼ □

⑮ もったいなくて食べ残すことができない

▼ □

チェックした合計は □ 個

チェック 2

# 生活習慣

「YES」ならチェックしてください

1. 睡眠時間は6時間以下になる日が多い ☐
2. 就寝時刻が午前0時を過ぎる日が多い ☐
3. 朝はできるだけ遅くまで寝ていたい ☐
4. 休日は家でゴロゴロしている ☐
5. 通勤や買い物には車を使う ☐
6. 階段よりエスカレーター 歩くより乗り物を使う ☐
7. 週に5日以上はお酒を飲む ☐

❽ ストレスの解消はお酒と食べること
□

❾ たばこを吸っている
□

❿ 日常生活のストレスは多いほうだ
□

⓫ 最近おもいきり笑ったことがない
□

⓬ 表情や身振り手振りがとぼしいほうだと思う
□

⓭ 便秘がちだ
□

⓮ 昔の友人に会って体型が変わったといわれた
□

⓯ 靴のかかとがすぐにすり減ってしまう
□

チェックした合計は
□
個

チェック3

# 運動量とダイエット経験

「YES」ならチェックしてください

❶ 体重を量る習慣がない　□

❷ 医師や保健師からやせるようにいわれている　□

❸ ゆっくり歩くほうだと思う　□

❹ しゃがむと息が苦しい　または　しゃがむことができない　□

❺ この1年運動はしていない　□

❻ どちらかというと運動は苦手だし好きではない　□

❼ 自分用のダンベルを持っていない　□

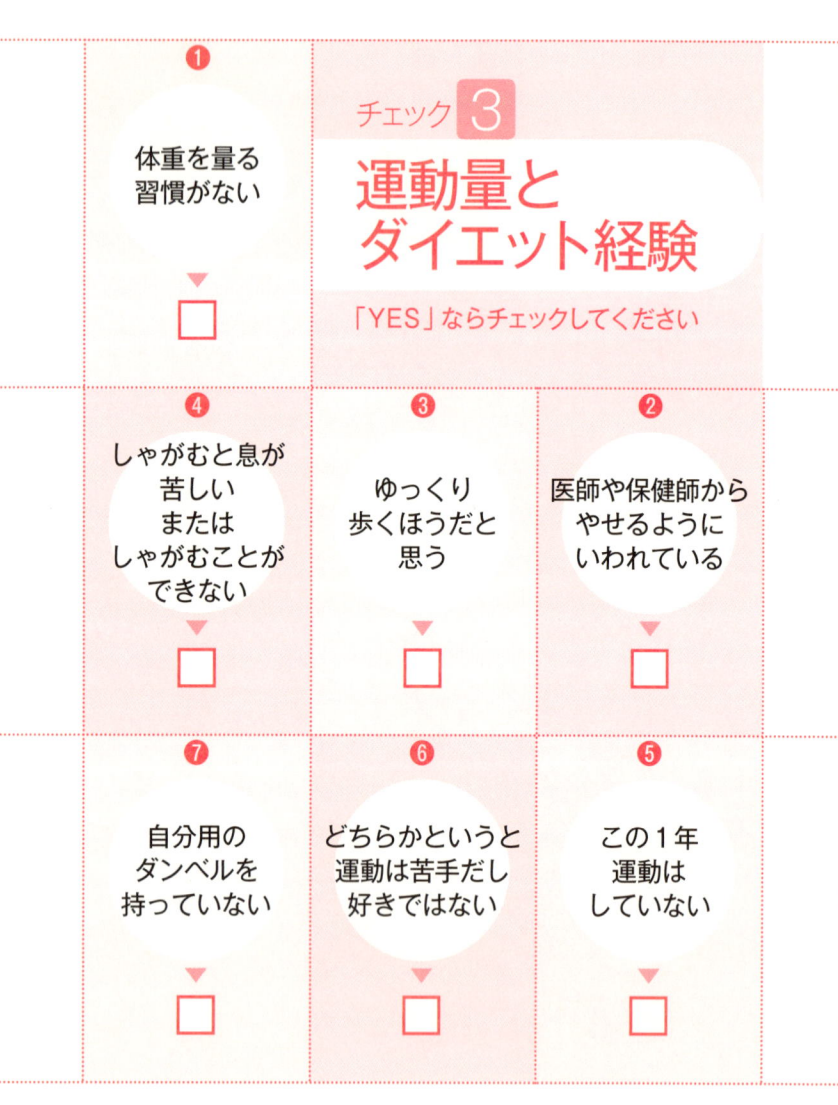

⑧ スポーツクラブに通っていない □

⑨ 整体治療やスポーツマッサージにかかったことはない □

⑩ サプリメントや健康食品には関心がない □

⑪ ダイエットをしたが効果がなかった □

⑫ ダイエットをしたが挫折した □

⑬ ダイエットをしたが体重が戻ってしまった □

⑭ 過激なダイエットで急激に体重が減ったことがある □

⑮ ダイエット食品をよく購入する □

チェックした合計は □ 個

チェック 4

# 人間ドック 健康診断の数値

「YES」ならチェックしてください

❶
最近３年以内に
健康診断を
受けたことがない
▼
□

❷
❶の答えが
NO ならば❸から
回答
YES なら⓫から
回答

❸
中性脂肪値が
150mg ／ dl
以上
▼
□

❹
総コレステロール値
が 220mg ／ dl
以上
▼
□

❺
HDL
コレステロール値が
40mg ／ dl
以下
▼
□

❻
空腹時血糖が
110mg ／ dl
以上
▼
□

❼
収縮期血圧が
130mmHg 以上
または拡張期血圧が
85mm ／ Hg
以上
▼
□

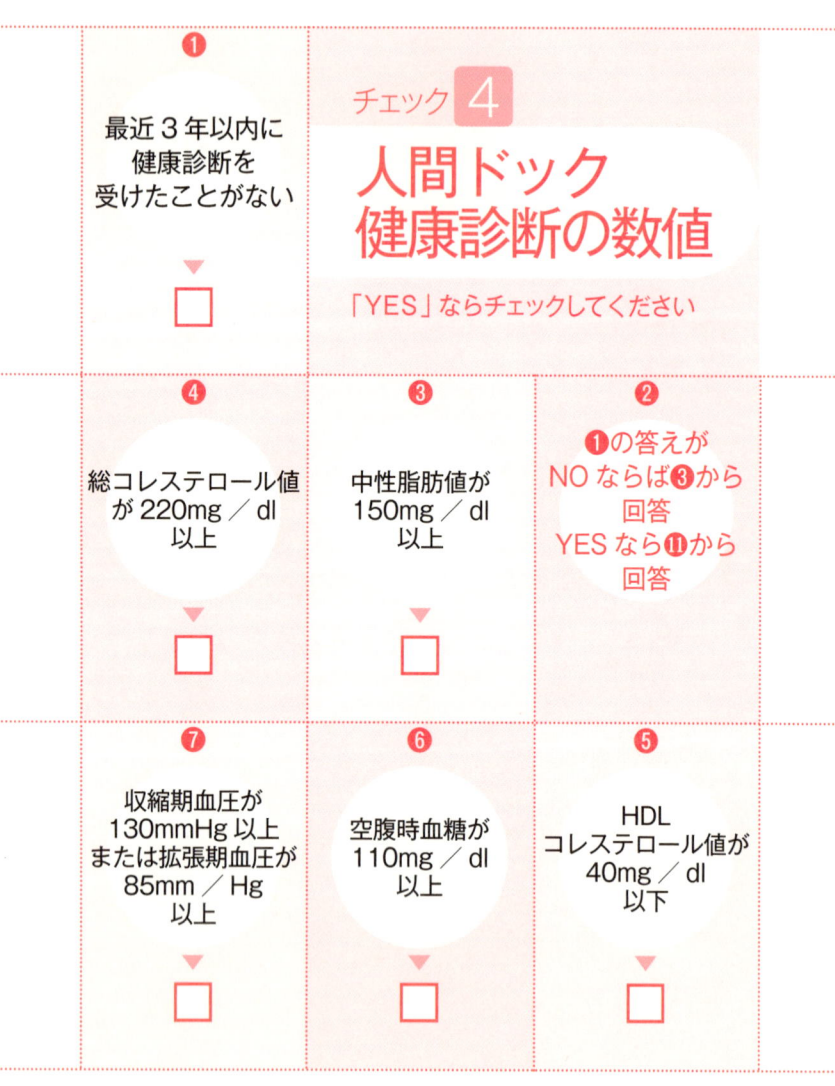

⑧ 尿酸値が 7.0 以上 □

⑨ 健康診断で要注意の「＊」が2個以上ついている □

⑩ 健康診断で「再検査が必要」といわれた項目がある □

⑪ 血のつながった親族に糖尿病の人がいる □

⑫ 血のつながった親族に高血圧の人がいる □

⑬ 血のつながった親族に心筋梗塞を起こした人がいる □

⑭ 血のつながった親族に脳梗塞を起こした人がいる □

⑮ 地域の保健所など自治体から送られてくる無料診断には関心がない □

チェックした合計は □ 個

# チェックの結果と診断

## チェックの数が 10個以下

大丈夫です、心配はありません。
これからもこの生活を続け、
余分なコレステロールや中性脂肪をためない
健康的な体を維持してください。

## チェックの数が 11～25個

生活に少し乱れが見えています。
チェックした項目に注意して、これ以上コレステロールや
中性脂肪をため込まない生活を目指してください。
本書はその参考となるでしょう。

## チェックの数が 26～37個

かなり危険な状態です。すでにあなたの体内には、
相当量のコレステロールや中性脂肪が蓄積されています。
これ以上コレステロールや中性脂肪をため込まないことは
もちろん、今のコレステロールや中性脂肪も
減らすよう心がけることが大切です。
本書を利用して、生活改善に取り組みましょう。

## チェックの数が 38個以上

非常に危険な状態です。
コレステロールや中性脂肪のたまりすぎで、
あなたの健康は脅かされています。
本書を参考に生活習慣を見直すだけでなく、
医療機関で健康診断を受け、
医師の指導を受けるようにしてください。

# 第1章

# コレステロールの基礎知識

# コレステロールは体にとってなくてはならない大切な脂質

コレステロールは血液中に含まれる脂質のひとつです。脂質とは体の中にある脂のことで、炭水化物、たんぱく質と並び、三大栄養素のひとつといわれています。

人間の体は、約60兆個の細胞から成り立っていますが、コレステロールはこの細胞の膜や神経細胞の材料として利用されています。コレステロールが不足すると、細胞膜は薄くなってダメージを受けやすくなり、神経細胞も成長できません。

またコレステロールは、体の機能調整に深くかかわるホルモンや、食物の消化吸収に必要な胆汁の主成分・胆汁酸の材料としても利用されています。ホルモンがきちんとつくられなければ、血圧、体温調整などの体の機能が低下して、病気になることがあります。胆汁がたりなければ消化吸収がうまくいかず、胃腸に負担がかかります。

コレステロールというと、なんとなく体に悪いものと思ってしまいますが、コレステロールは体にとって、なくてはならない大切な役目を果たしているのです。

## ●コレステロールの流れ

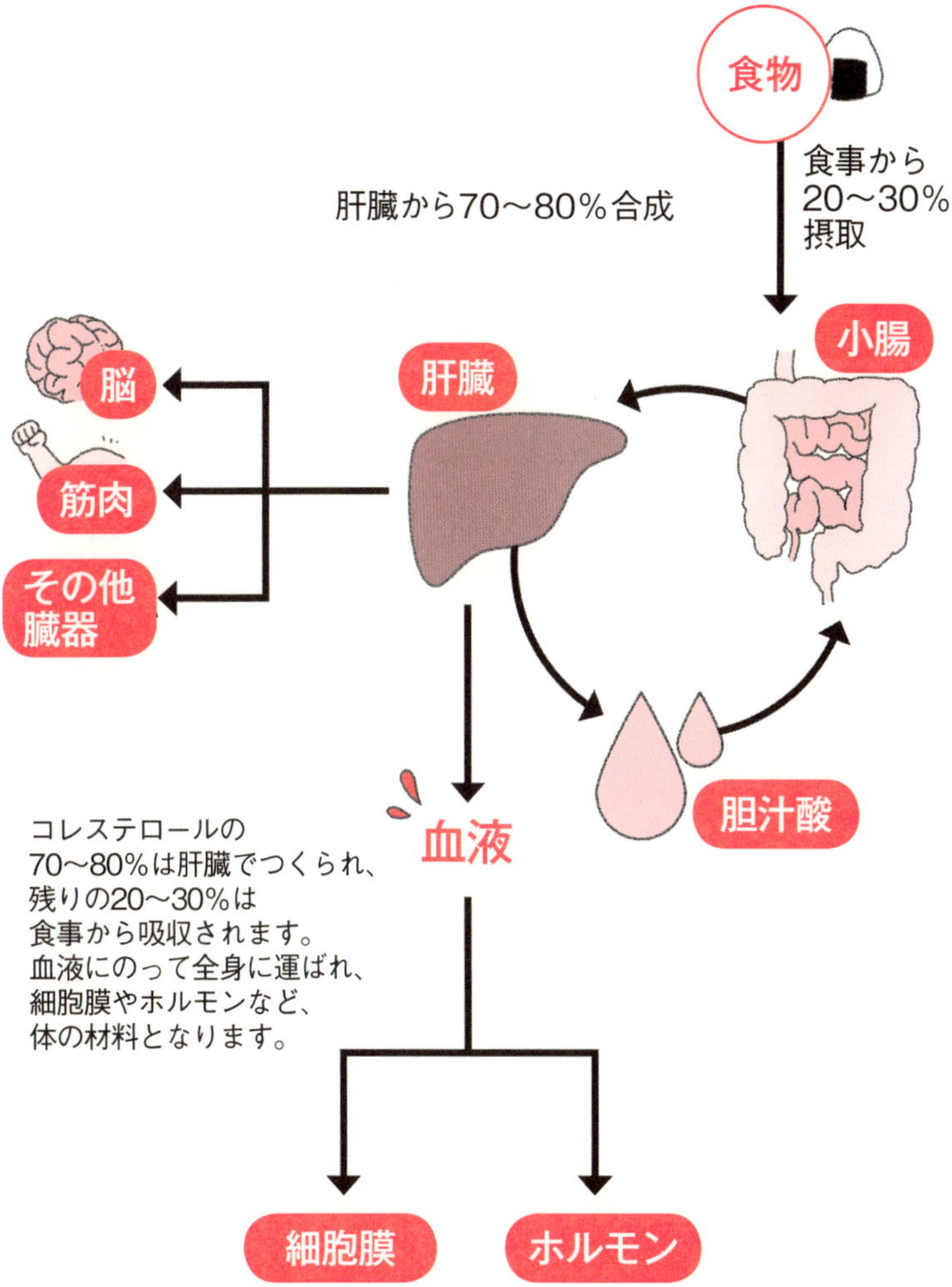


コレステロールの
70〜80%は肝臓でつくられ、
残りの20〜30%は
食事から吸収されます。
血液にのって全身に運ばれ、
細胞膜やホルモンなど、
体の材料となります。

# コレステロールには善玉と悪玉が…でも真犯人はほかにいる

コレステロールは肝臓で合成され、血液に乗って各臓器に運ばれます。使われなかったコレステロールは再び肝臓に戻り、新しいコレステロールをつくる材料になります。肝臓から血液中に運ばれるコレステロールをＬＤＬコレステロール、血液中から肝臓に運ばれるコレステロールをＨＤＬコレステロールといいます。

従来、ＨＤＬコレステロールを善玉、ＬＤＬコレステロールを悪玉と呼び、ＬＤＬは動脈硬化などをもたらす悪の元凶のように扱われてきました。しかし最近、本当の真犯人は活性酸素により酸化した、酸化ＬＤＬコレステロールだということがわかってきました。

ＬＤＬコレステロールが酸化されると、体はそれを異物と認識、排除しようと免疫細胞が集まります。しかし酸化ＬＤＬコレステロールをとり込んだ免疫細胞は、それを分解することができず血管の壁に付着します。その結果、血管壁が膨らんで、動脈硬化などが促進されることになるのです。

## ●HDLコレステロールとLDLコレステロール

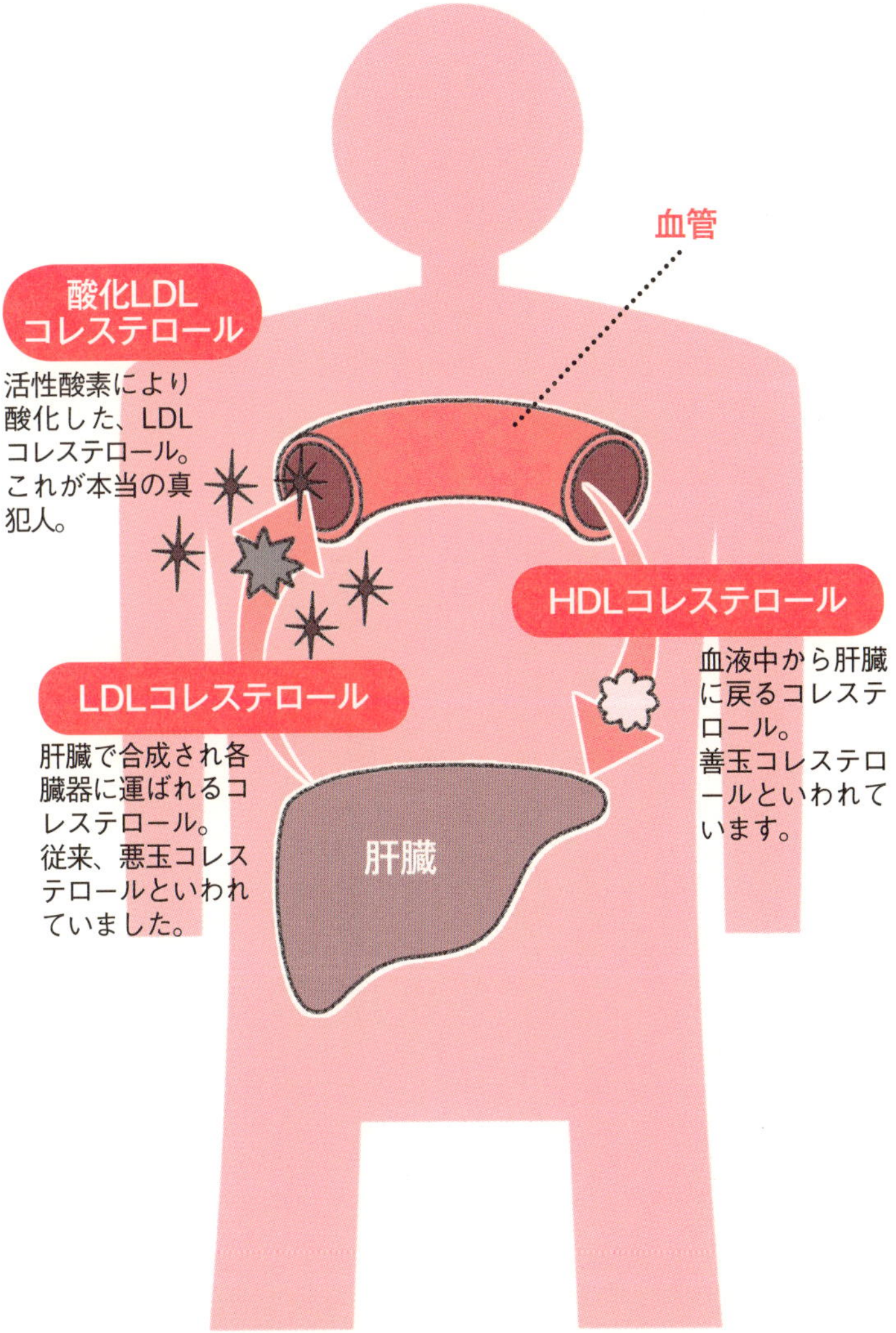
血管
酸化LDL
コレステロール
活性酸素により
酸化した、LDL
コレステロール。
これが本当の真
犯人。
HDLコレステロール
血液中から肝臓
に戻るコレステ
ロール。
善玉コレステロ
ールといわれて
います。
LDLコレステロール
肝臓で合成され各
臓器に運ばれるコ
レステロール。
従来、悪玉コレス
テロールといわれ
ていました。
肝臓

# 本当のワルはこいつ!! 人呼んで超悪玉コレステロール

最近になって、より小さいＬＤＬコレステロールが存在することがわかりました。これが小型ＬＤＬコレステロールと呼ばれるものです。この小型ＬＤＬコレステロールは、本来のＬＤＬコレステロールより酸化ＬＤＬコレステロールになりやすいことから、超悪玉コレステロールと呼ばれています。

小型ＬＤＬコレステロールの詳しいメカニズムについては、現時点では明らかになっていません。しかし、小型ＬＤＬコレステロールの多い人は、心筋梗塞の発症するリスクが通常の３倍という報告もあり、〝超悪玉〟であることは確かのようです。

また中性脂肪の量とＬＤＬコレステロールの大きさとを比較した調査では、中性脂肪の量が多い人ほど、ＬＤＬコレステロールの粒子の直径が小さくなっていました。つまり中性脂肪の量が増えると悪玉コレステロールが小型化し、超悪玉コレステロールを生み出すのです。超悪玉コレステロールを減らすには、中性脂肪の量を減らすことが大切です。

## ●超悪玉コレステロールはこうしてできる

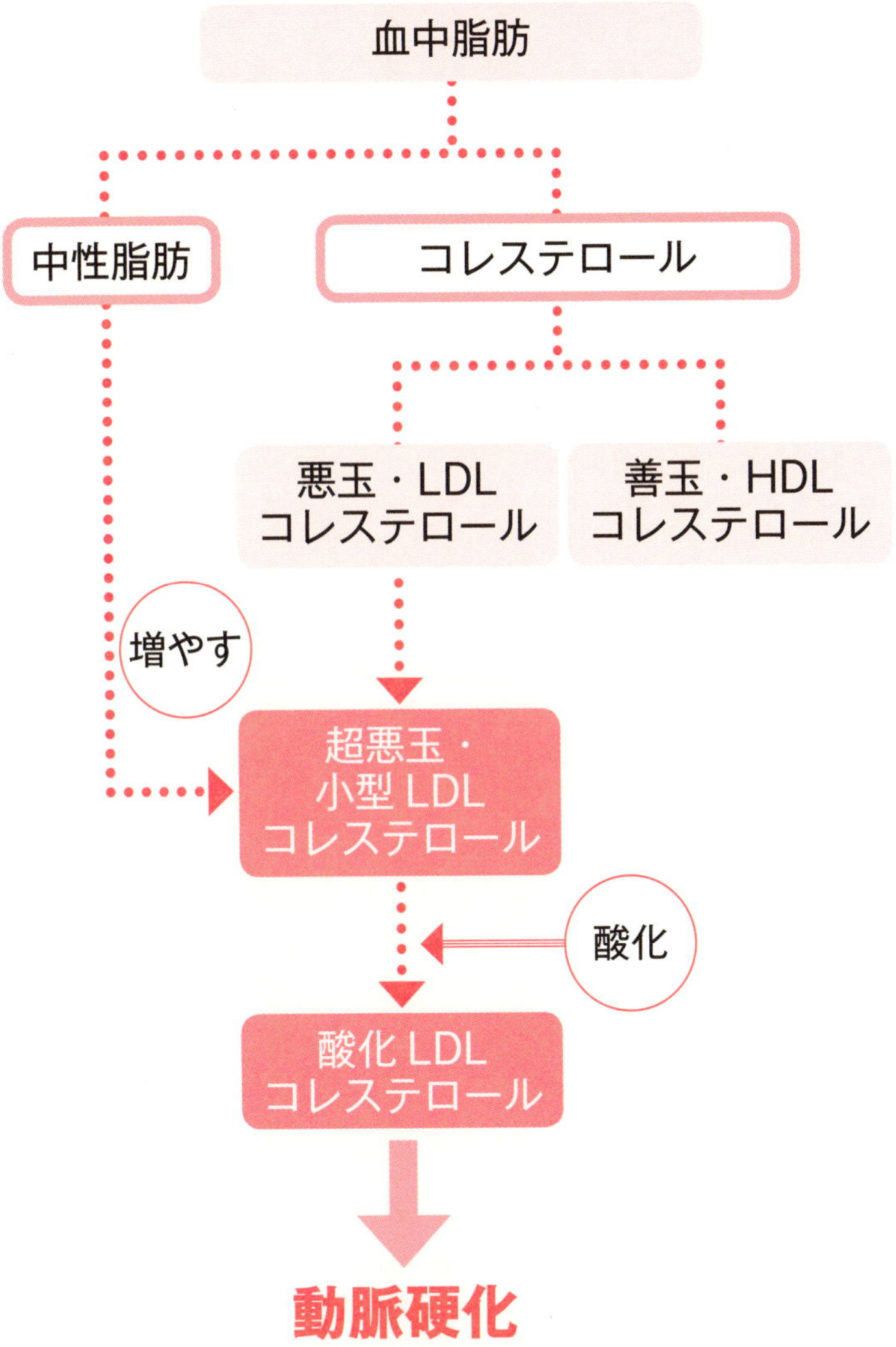

## コレステロールはリポたんぱくに変身し体のすみずみまで運ばれる

コレステロールは脂質なので水が主成分の血液には溶けず、このままで体内を移動することはできません。そこで水となじむリポたんぱくという姿に変わって体中を移動します。

このリポたんぱくは、コレステロールや中性脂肪など、運んでいる脂質の割合によってＶＬＤＬ、ＩＤＬ、ＬＤＬ、ＨＤＬ、カイロミクロンなどに分けられます。これらは脂肪の割合が違うだけでなく、運ぶルートや役割も異なっています。（左図参照）

肝臓で合成されたコレステロールと中性脂肪は、まずＶＬＤＬというリポたんぱくで体内に送られます。その途中で中性脂肪の一部が切り離されてＩＤＬになり、さらに中性脂肪が切り離されＬＤＬに変わります。ここに含まれるコレステロールがＬＤＬコレステロールです。ＬＤＬは全身にコレステロールを運び、細胞膜やホルモンなどの材料とします。

そして余ったコレステロールを、血液中や各臓器から回収して肝臓に戻す役割がＨＤＬです。ＨＤＬに含まれるコレステロールがＨＤＬコレステロールというわけです。

## ●5種類のリポたんぱく

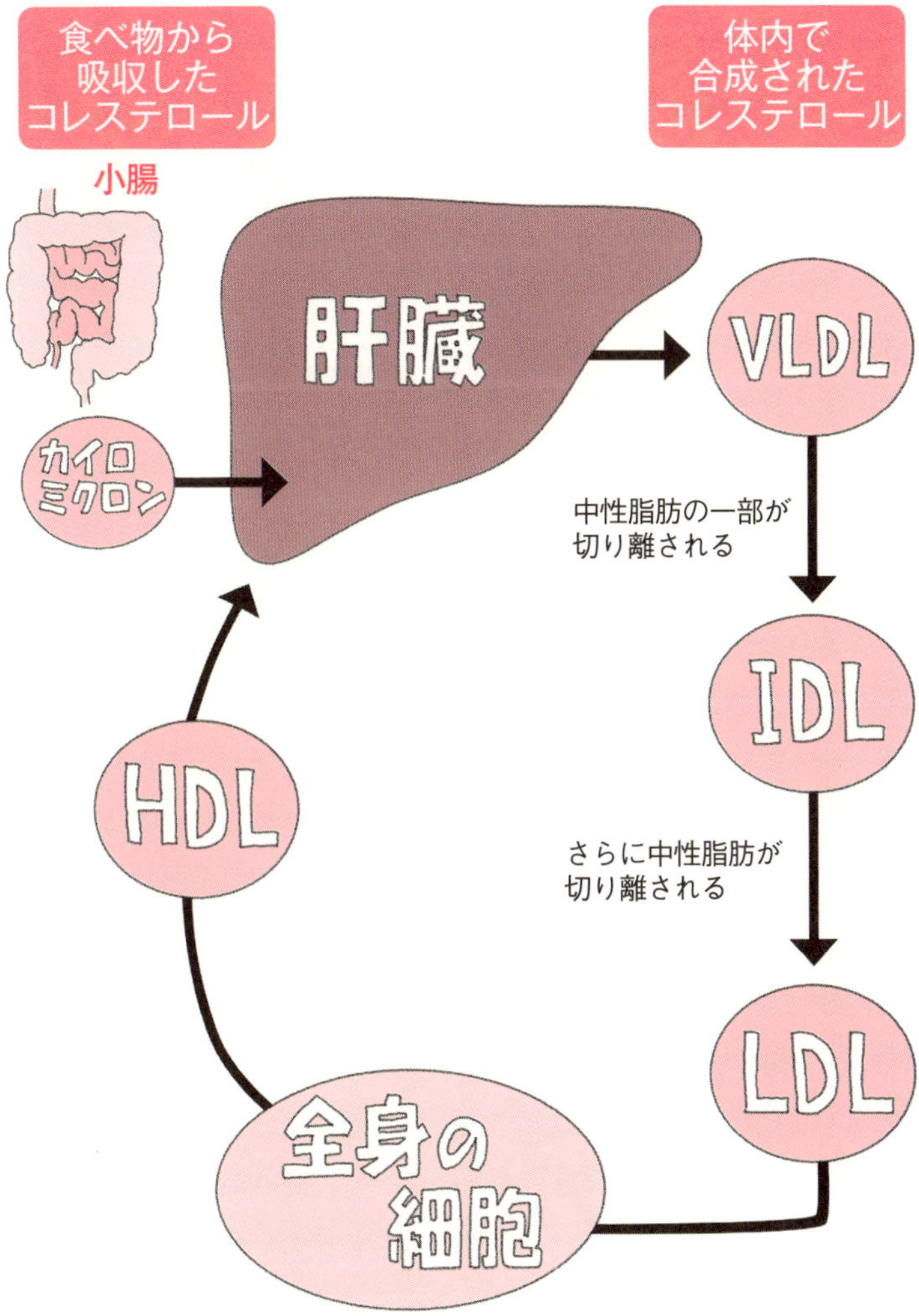
食べ物から
吸収した
コレステロール
体内で
合成された
コレステロール
小腸
肝臓
カイロ
ミクロン
VLDL
中性脂肪の一部が
切り離される
IDL
さらに中性脂肪が
切り離される
LDL
全身の
細胞
HDL

# 超悪玉コレステロールより凶悪？恐玉コレステロールはリポたんぱくの残りカス

超悪玉コレステロールに続き、恐玉（こわだま）コレステロールというものもあることが、最近の研究でわかってきました。

恐玉コレステロールとは、前のページで紹介したリポたんぱくが、血液中で分解されたあとの残りカスのことで、正式名称をレムナント様リポたんぱくコレステロール（ＲＬＰコレステロール）といいます。

恐玉コレステロールは、酸化しなくても免疫細胞が異物と判断して攻撃をしてきます。そして免疫細胞は、酸化ＬＤＬコレステロールを取り込んだときと同様、それを分解することができず血管壁に付着します。その結果血管壁が膨らんで、さまざまな病気を引き起こすことになるのです。

恐玉コレステロールは、ＬＤＬコレステロールより動脈硬化を引き起こしやすいことがわかっています。またこれが増えると、突然死を起こしやすくなるともいわれています。

## ●恐玉コレステロールはリポたんぱくの残りカス

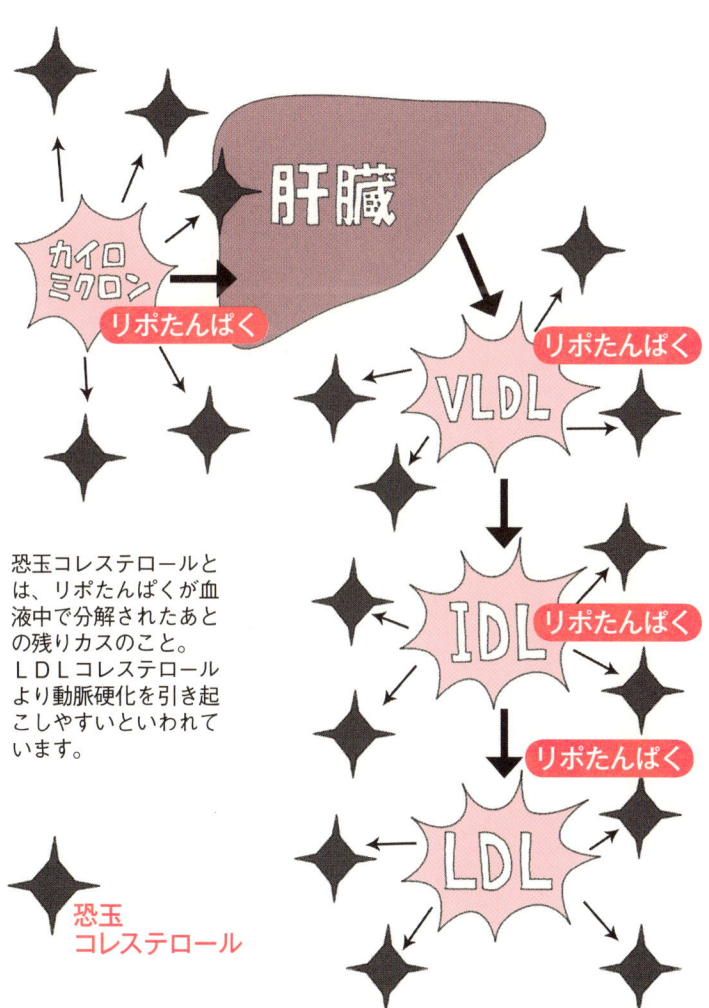

恐玉コレステロールとは、リポたんぱくが血液中で分解されたあとの残りカスのこと。ＬＤＬコレステロールより動脈硬化を引き起こしやすいといわれています。

# 食べすぎや乱れた生活習慣が コレステロール値を高めていく

コレステロールの7～8割は肝臓でつくられ、残りは食事から吸収されます。体にはコレステロールの量を調整する機能が備わっていて、外からコレステロールをとりすぎると、肝臓での合成がセーブされ、血液中のコレステロールの量が常に一定に保たれるように調整されています。

しかしこうした調整機能も、慢性的な食べすぎが続くと調整が追いつかなくなり、食べ物から吸収されるコレステロールの量にかかわらず、肝臓はコレステロールをつくり続けてしまいます。さらに食べすぎは中性脂肪を増やし、血液中のコレステロールを肝臓に戻してくれるＨＤＬコレステロールを減らしてしまう原因にもなります。こうしたことから血液中にＬＤＬコレステロールがたまっていってしまうのです。

また、食べすぎだけでなく、偏食、飲みすぎ、運動不足など、生活習慣の乱れもコレステロールの調整機能を乱す原因となります。

## ●コレステロール値を高める要因

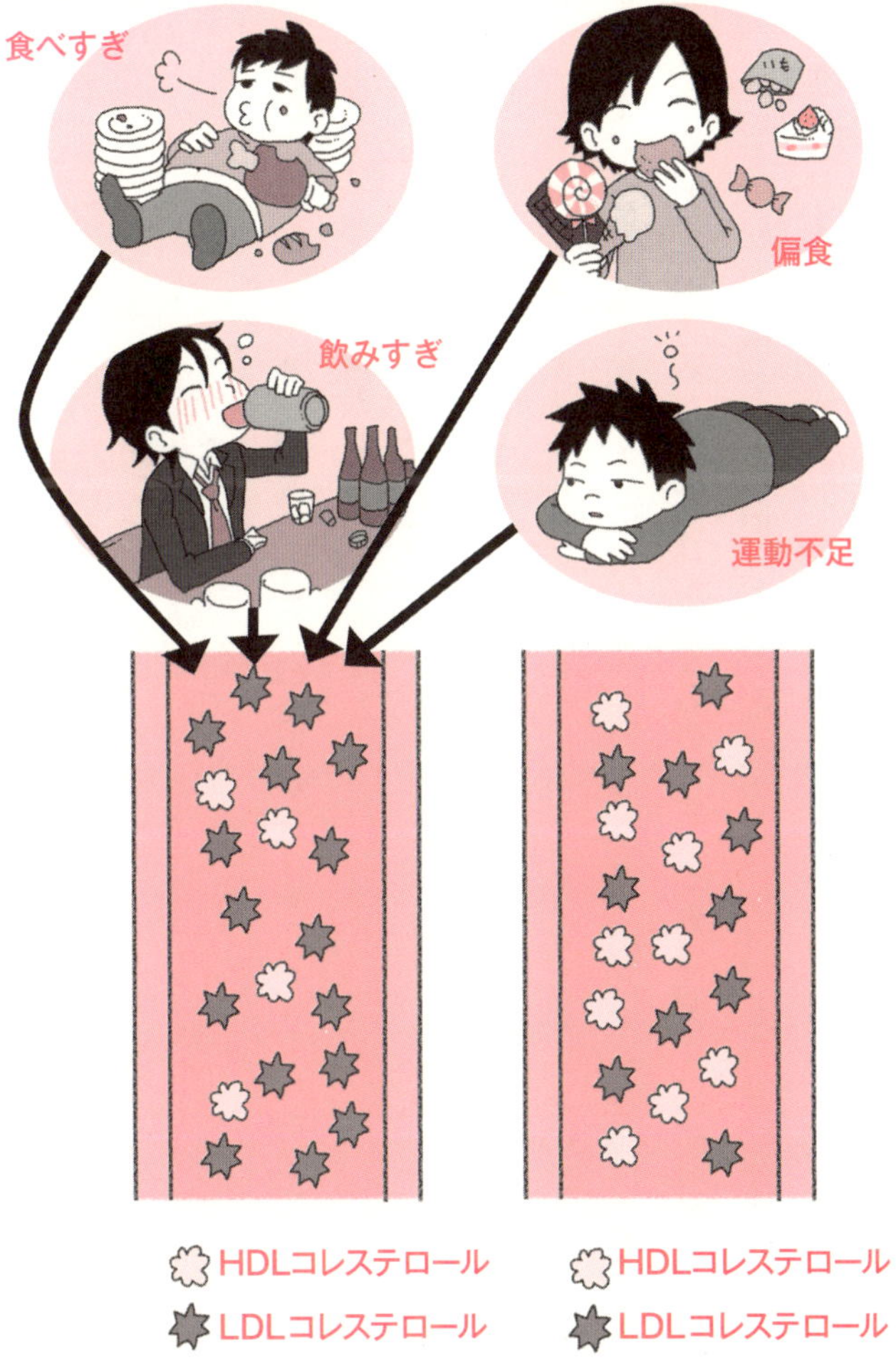
食べすぎ
偏食
飲みすぎ
運動不足
HDLコレステロール
LDLコレステロール
HDLコレステロール
LDLコレステロール

**生活が乱れている人の血液**

HDLコレステロールが減り
LDLコレステロールが増え
血液中にたまっています。

**健康な人の血液**

HDLとLDLコレステロールの
量がバランスよく
保たれています。

# コレステロール値の高い人は血液もドロドロでスムーズに流れない

きれいな血液はサラサラで流れも速いのですが、コレステロールが増えすぎた血液は、ドロドロでスムーズに流れません。

年をとると動脈の血管壁がしなやかさを失い、硬く、もろくなります。これが動脈硬化です。そこに脂質たっぷりのドロドロ血液が流れると、血管の内壁に細かい傷がつき、そこからコレステロールが入り込んで、内側がどんどん膨らみます。その結果、動脈硬化が加速して、心筋梗塞や狭心症（92ページ参照）、脳梗塞（94ページ参照）など、命にかかわるような病気を引き起こす危険性が高まるのです。大動脈瘤や大動脈解離（96ページ参照）、すい炎、胆石（98ページ参照）などの病気のきっかけにもなりかねません。

コレステロール値が高い人は、十分注意が必要ですが、ドロドロ血液はＬＤＬコレステロールのしわざなので、総コレステロール値が高くても、ＨＤＬコレステロールの割合が高い人は問題ありません。

## ●コレステロールが多いとドロドロ血液に

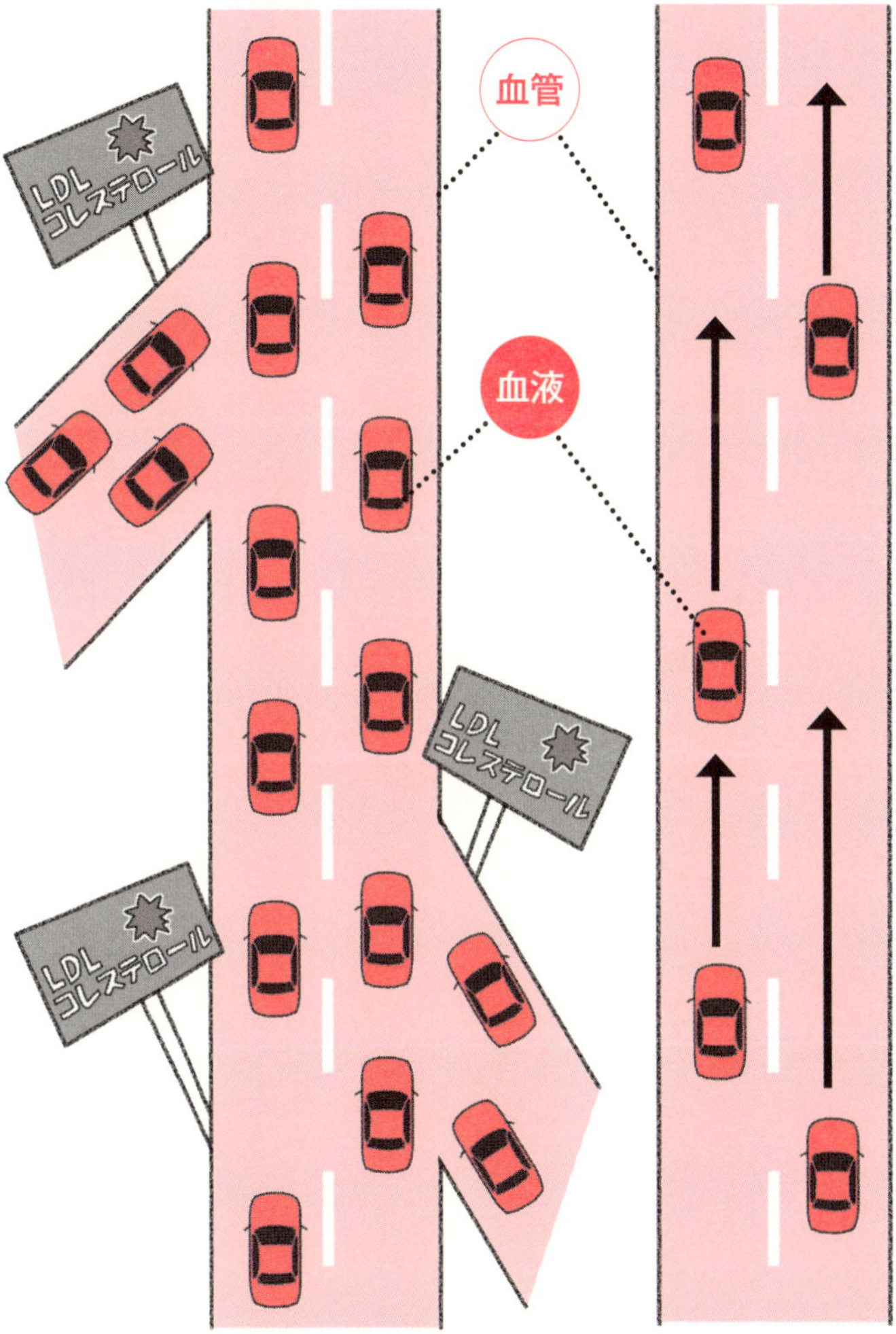


**コレステロール値の高い人の血管**
LDLコレステロールで血液が
渋滞を起こしています。

**健康な人の血管**
血液がサラサラで
スムーズに流れています。

# 善玉・ＨＤＬコレステロールの不足は超悪玉や恐玉コレステロールを増やす原因に

コレステロールのとりすぎは問題というイメージがありますが、ＨＤＬコレステロールの不足はよくありません。ＨＤＬコレステロールが少ないと、血液中のＬＤＬコレステロールが回収されないため、超悪玉コレステロールや恐玉コレステロールが増え、動脈硬化を引き起こすもととなります。

不足する一番の原因は喫煙です。たばこを吸うことで、ＨＤＬコレステロール値が低くなります。たばこを吸っている人は、すぐ禁煙をすることがＨＤＬコレステロール値を上げるための最も効果的な方法です。ほかにも肥満や運動不足が原因としてあげられます。

またアルコールは、少量であればＨＤＬコレステロール値を上げることがわかっています。飲みすぎない程度の飲酒は、ＨＤＬコレステロールにはおすすめです。

血液中のＬＤＬコレステロールが多い、ないしはＨＤＬコレステロールが少ない状態を脂質異常症といいます。以前は高脂血症と呼ばれていました。

## 喫煙は善玉コレステロール不足の原因に

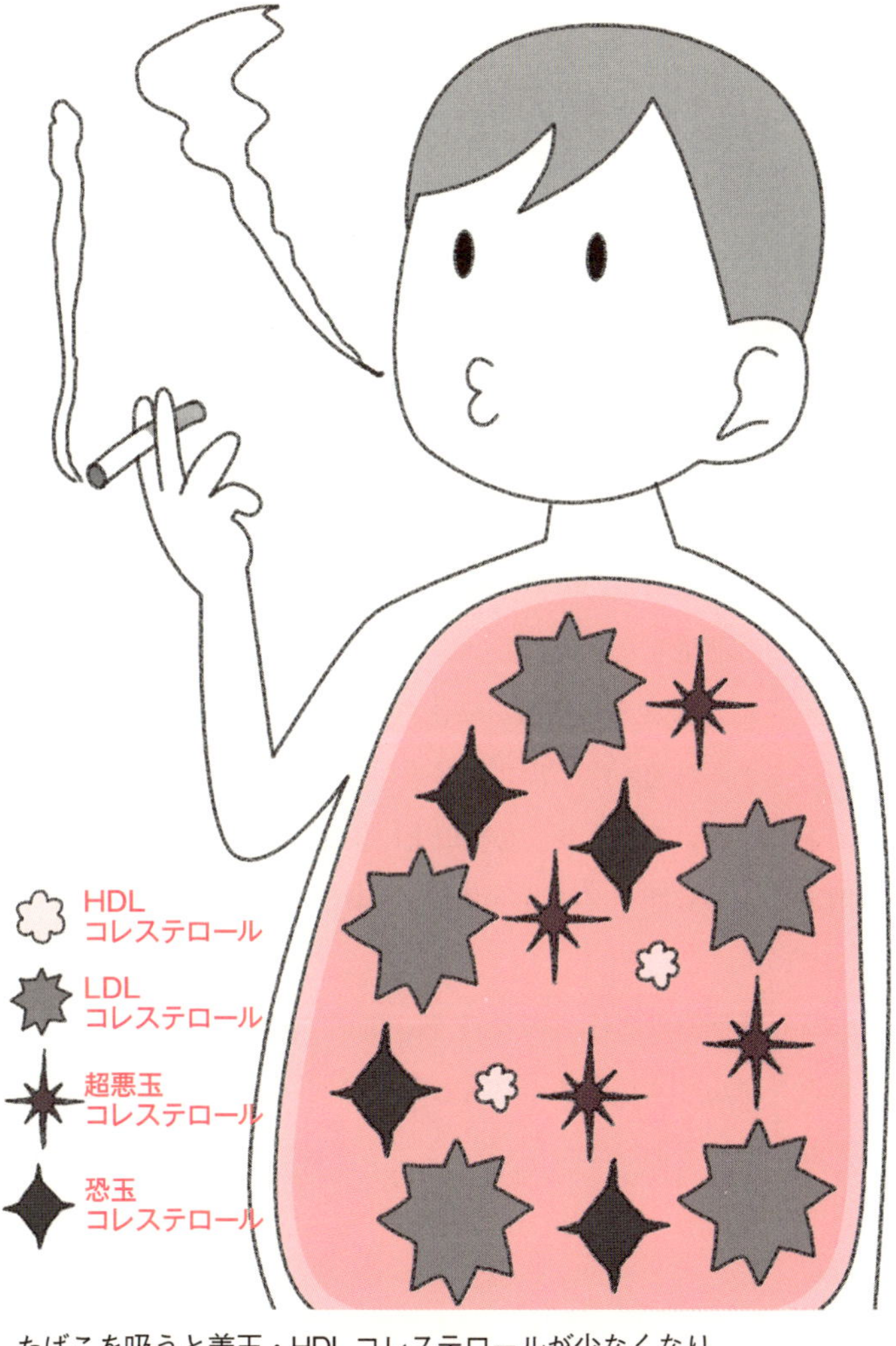


たばこを吸うと善玉・HDL コレステロールが少なくなり、
超悪玉コレステロールや恐玉コレステロールを増やします。

column 1

# よい面と悪い面 二面性がある活性酸素

本書の中には「活性酸素」という文字が頻繁に出てきます。たしかに最近よく耳にする言葉ですが、いったい活性酸素とはなんなのでしょうか。本書をよく理解していただくために、活性酸素とはなにか、その恐ろしさや身を守る方法をコラムで紹介します。

活性酸素とは酸化力の強い酸素です。私たちは呼吸をすることで体内に酸素をとり入れています。血液中の白血球は、体内にとり入れた酸素から強力な酸化力を持つ活性酸素を生成し、進入してきた細菌やウイルスを撃退してくれます。この量が適切であればいいのですが、必要以上に生産されてしまうと、活性酸素はその毒性で、体内の細胞膜や遺伝子まで傷つけてしまいます。

つまり活性酸素には、よい面と悪い面の二面性があるのです。

最近、がんをはじめ多くの病気の原因が、活性酸素にあることがわかってきました。

# 第2章

# 中性脂肪の基礎知識

# 中性脂肪の本来の役割は体を動かすエネルギー

中性脂肪とは、体の脂肪組織の中にたくわえられているエネルギーの材料で、トリグリセライドとも呼ばれています。

体の中に存在する脂質の一種で、エネルギーをためる性質から遊離脂肪酸とともに貯蔵脂質と呼ばれます。ちなみにコレステロールやリン脂質なども脂質ですが、中性脂肪のようにエネルギーにはならず、細胞膜など体の材料となることから、構造脂質と呼ばれています。

中性脂肪の大きな役割は、身体活動のエネルギーになるということです。中性脂肪によって、体を動かしたり、体温を保つことができるのです。

問題は、余った中性脂肪が体脂肪の組織を構成している脂肪細胞に貯蔵されてしまうということです。「中性脂肪値が高い」というのは、血液中の中性脂肪の量が増えすぎているという意味で、「脂肪肝」とは、肝臓の中に中性脂肪が増えすぎた状態をいいます。

## ●中性脂肪は体を動かすエネルギー、でもたまりすぎると…

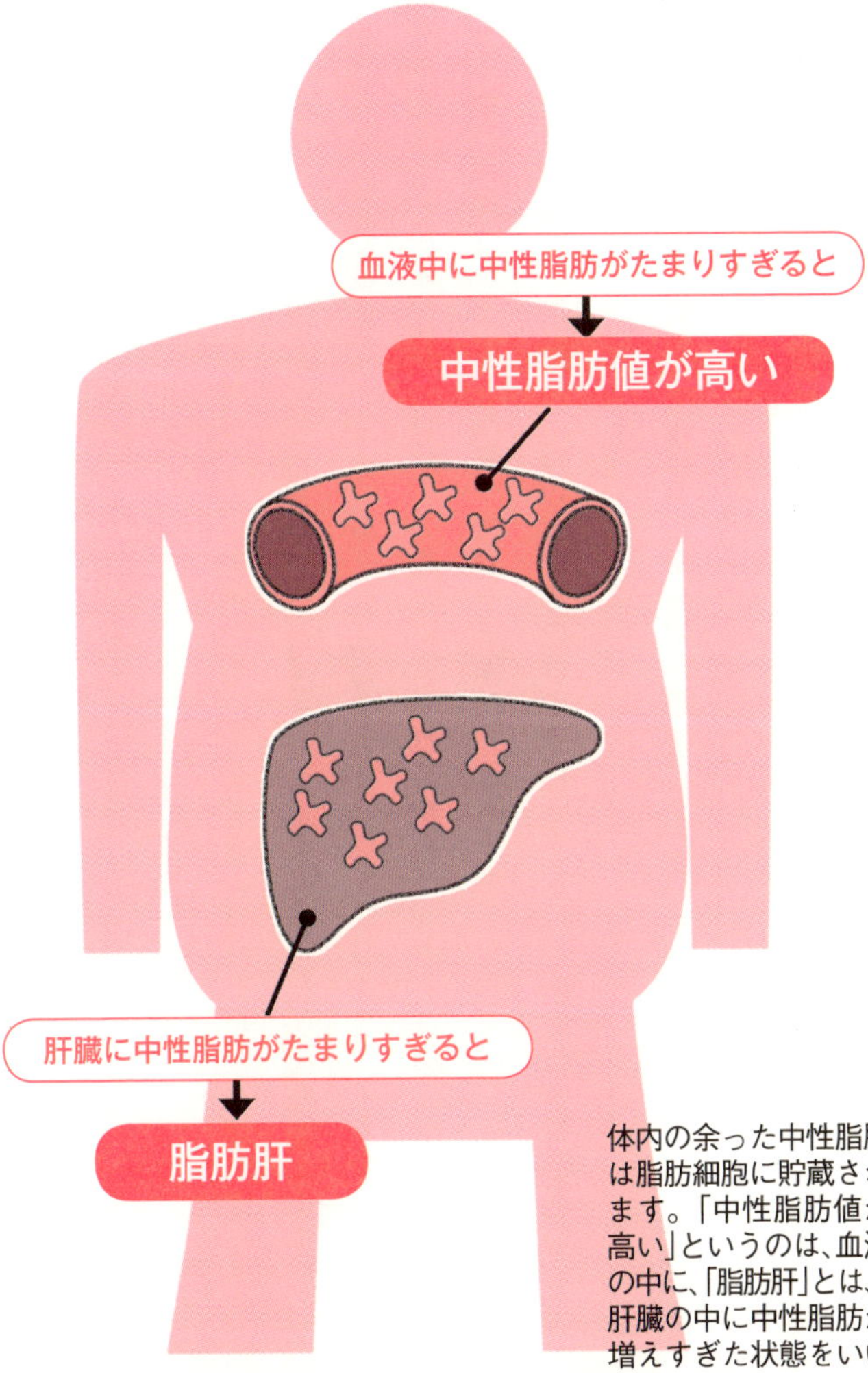


体内の余った中性脂肪は脂肪細胞に貯蔵されます。「中性脂肪値が高い」というのは、血液の中に、「脂肪肝」とは、肝臓の中に中性脂肪が増えすぎた状態をいいます。

# 中性脂肪を増やす食べ物は脂質よりむしろ炭水化物

炭水化物、たんぱく質、脂質は、体に不可欠な三大栄養素と呼ばれています。そのうち脂質は、当然体内で分解されて中性脂肪になります。しかしそれ以外の栄養素も中性脂肪に変わるのです。中性脂肪には、炭水化物やたんぱく質からつくられるタイプもあるのです。

ご飯や麺類などの炭水化物、甘いものなどに含まれる糖質は、ブドウ糖になり小腸で吸収されて血液中に運ばれます。血液中のブドウ糖は、エネルギーとして使われますが、余ると肝臓に運ばれます。肝臓は、運ばれてきたブドウ糖をもとに、新たな中性脂肪をつくります。

たんぱく質はいったん糖質に変化してから中性脂肪になるので、炭水化物から中性脂肪がつくられるのと同じ流れとなります。

中性脂肪を増やすのは、脂質よりむしろ炭水化物なのです。いくら脂質を控えても、炭水化物をとりすぎていれば、中性脂肪を減らすことはできません。

## ●中性脂肪を増やす食べ物は

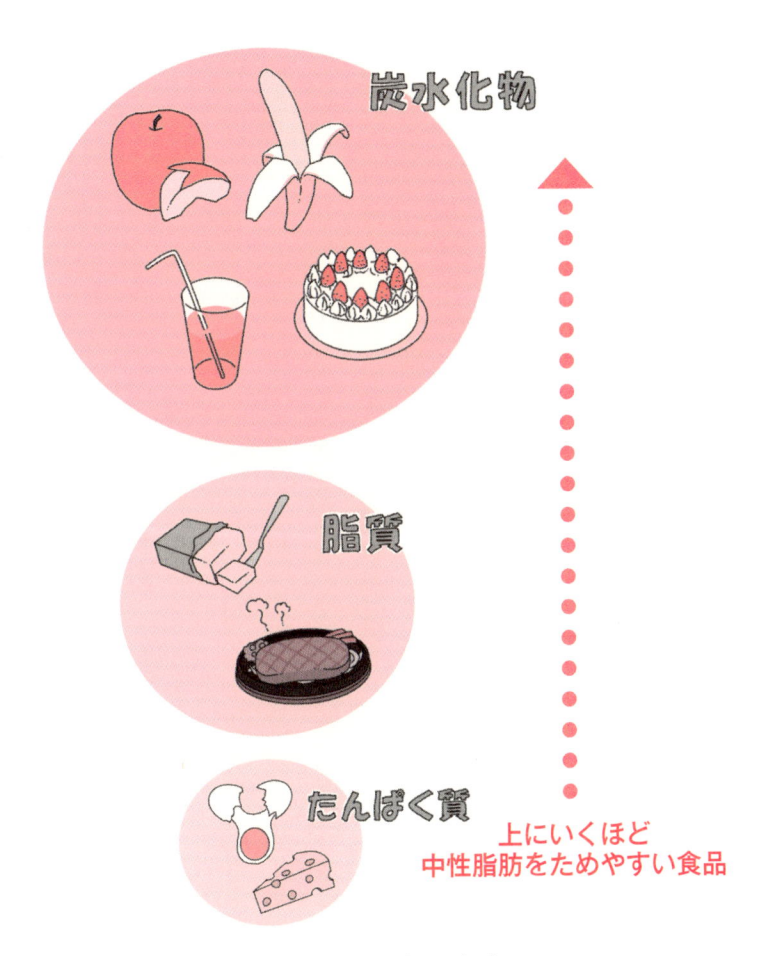


中性脂肪を増やすのは脂質と考えられがちですが、
本当は炭水化物です。
炭水化物をとりすぎは、中性脂肪を増やしてしまいます。

# 中性脂肪値の高い人は血液が粘ってサラサラ流れない

中性脂肪が余ると、肥満という状態をもたらす一方、血液中の中性脂肪の濃度も高くなります。血液検査で、「中性脂肪値が高い」という結果が出た場合がこの状態です。

中性脂肪が高い人の血液は、ドロドロの状態がコレステロールが高い人より激しく、健康な人の血液のようにスムーズに流れていません。肝臓で燃焼し切れなかった中性脂肪の燃えカスであるレムナントという物質が増えすぎて、血液を固める成分である血小板の凝集を高め、血液に粘りが出て、流れを悪くしているのです。

これは血管を傷つけ、動脈硬化をもたらす非常に危険な状態といえます。さらに高血圧や糖尿病などの危険因子が重なれば、心臓病にかかわるリスクが格段に高まります。

このような状態になるのは、偏った食事や不規則な生活などの生活習慣の乱れと運動不足が原因です。

今までの生活習慣を見直し、ドロドロ血液をサラサラ血液に戻さなければなりません。

## ●中性脂肪値が高い人はドロドロ血液

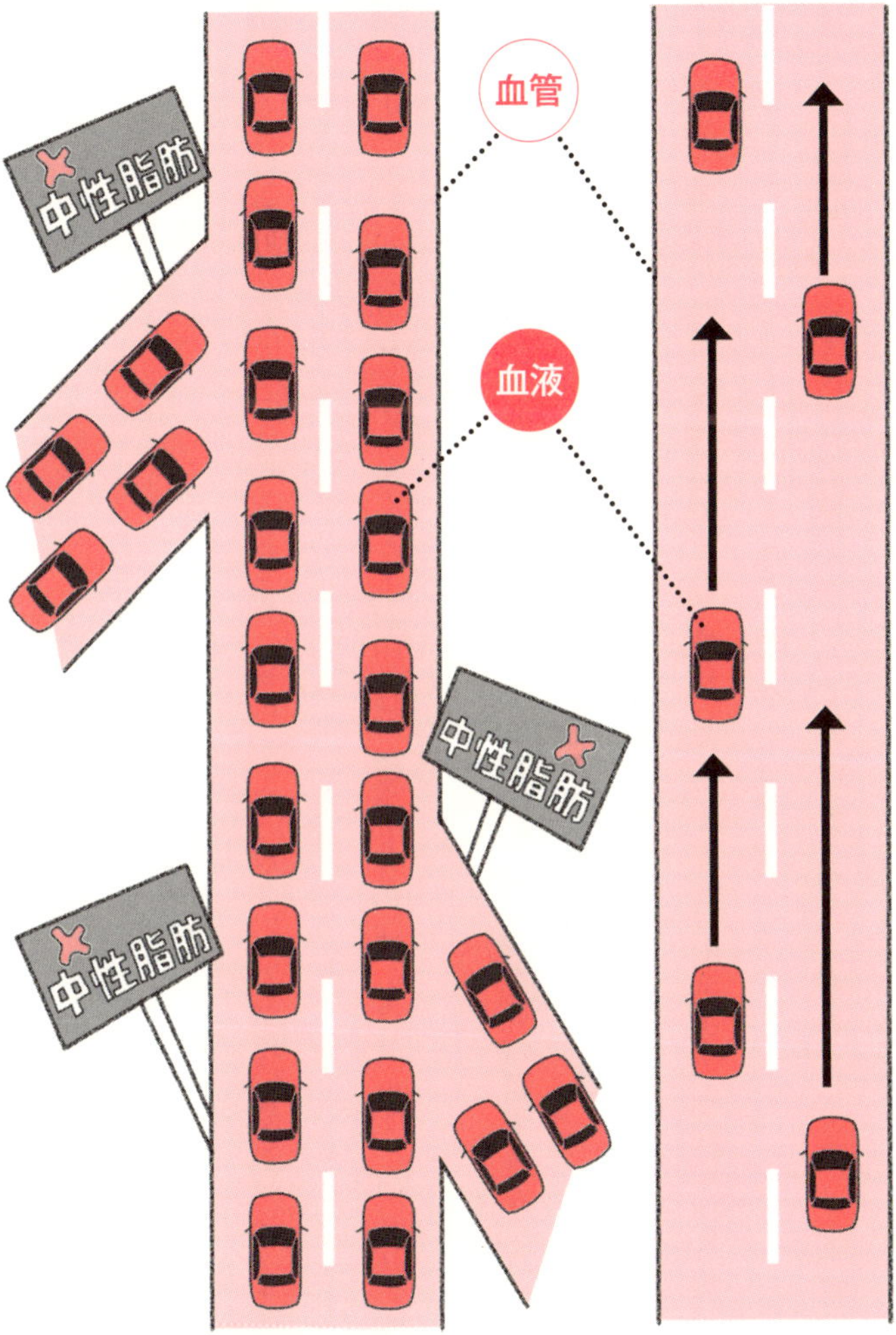


中性脂肪値の高い人の血管
血液がドロドロで
大渋滞を起こしています。

健康な人の血管
血液がサラサラで
スムーズに流れています。

# 中性脂肪が悪玉コレステロールや超悪玉コレステロールを増やす

血液中に中性脂肪がたくさんある状態は、体の中でよくないことが次々と起こります。ひとつは善玉コレステロール＝ＨＤＬコレステロールを減らすこと、もうひとつは悪玉コレステロール＝ＬＤＬコレステロールを小型化し、超悪玉コレステロール＝小型ＬＤＬコレステロールを生み出すことです。

善玉コレステロールは、血液中にたまった悪玉コレステロールを肝臓に運んでくれるという働きをしてくれるのですが、これをさまたげるのが中性脂肪です。

また、超悪玉コレステロールの悪役ぶりは最近とくに注目されています。サイズが非常に小さいため、血管に直接入り込みやすく、酸化もされやすい。血液中の滞在期間も長い。以上のことから、動脈硬化を大変引き起こしやすい存在なのです。

つまり中性脂肪は、動脈硬化に直接かかわってはいませんが、善玉コレステロールを減らし、超悪玉コレステロールを増やすことによって、結果的に影響を及ぼしているのです。

## ●中性脂肪は動脈硬化を起こす原因に

健康な人の血液

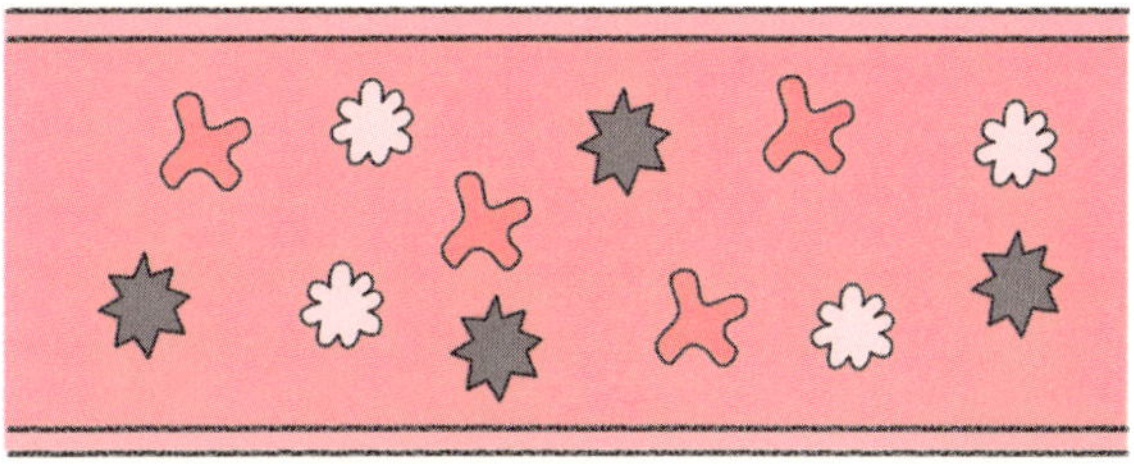

中性脂肪

HDLコレステロール

LDLコレステロール

中性脂肪、HDLコレステロール、LDLコレステロールがバランスよく血液中を流れています。

動脈硬化の予兆

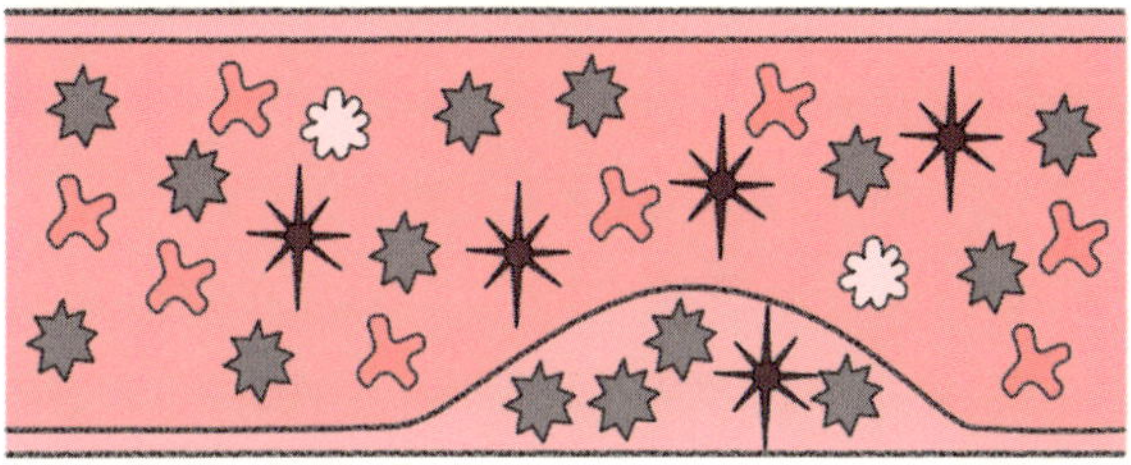

中性脂肪

HDLコレステロール

LDLコレステロール

小型
LDLコレステロール

中性脂肪が増えると、HDLコレステロールが減少し、悪玉・LDLコレステロールが増加します。さらに超悪玉・小型LDLコレステロールも発生し、動脈硬化を引き起こします。

column 2

## 活性酸素は中途半端な酸素分子

前述したとおり、活性酸素は強力な酸化力を持つ酸素です。では“酸化”とは、どういう状態をいうのでしょうか。

酸化するということは、化学的にいえば「隣の分子から電子を引き抜く」ことをいいます。酸素は1分子につき4個の電子を受け取ることができますが、うまく4個の電子が見つからないと、中途半端な分子が出来上がってしまいます。この中途半端な酸素分子は、いつも電子を4個分受け取って安定したいと思っているので、隣の分子から電子を引き抜いてしまいます。これが活性酸素の酸化力です。

たとえばりんごを切って放置しておくと赤茶色に変色しますが、私たちの体内でも、活性酸素によってこのような変化が起きているのです。体の組織を構成する細胞膜が活性酸素によって酸化されてしまうと、膜が傷ついて細胞が死んでしまいます。さらに活性酸素は、たんぱく質やDNA、酵素なども変質させてしまいます。

# 第3章

# コレステロールや中性脂肪の異常は“未病”の段階

# 自分の体は自分で治す
# 治す医学から予防する医学へ

未病とは東洋医学の根本理念のひとつで、「はっきり病気とはいえないけれども、完全に健康かというとそうではない」という半健康の状態、つまり病気になる前の段階を意味する言葉です。

およそ２３００年前、漢の時代に編纂《へんさん》されたといわれる中国最古の医学書『黄帝内経《こうていだいけい》』の中で、この言葉がすでに使われています。

体脂肪が標準より多い、血中脂肪や血圧の値、血糖値がちょっと高い。未病の概念は、いずれもコレステロールや中性脂肪が原因で起こる、内臓肥満やドロドロ血液に当てはまります。今は病気ではないが、ほうっておけば病気になるかもしれない状態です。

この時点で体の異常に気がつけば、生活習慣を改善するだけで病気の予防ができます。脂質異常症や糖尿病、さらにその先に待ち受けている、動脈硬化が原因で起こる、命にかかわる病気を、自分で防ぐことができるのです。

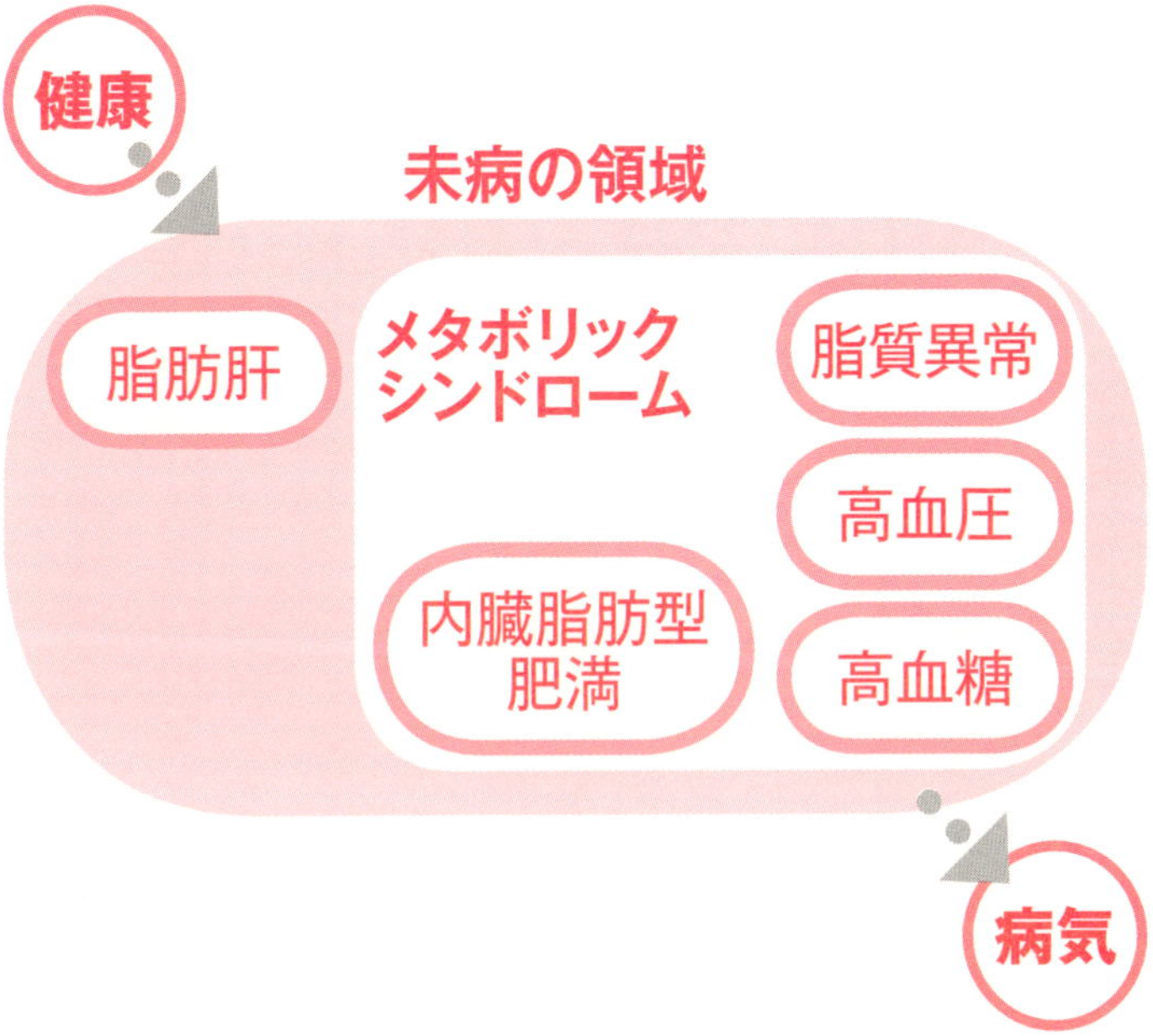


最近になって、西洋医学にも未病という考え方が根付いてきました。「セルフメディケーション」が提唱されるようになったのです。「自分の体は自分で治す」という意味ですが、病気になってから病院で治療してもらうという受け身の医療から、自分で自分の体をケアしていくという、新しい医療方法に変わってきたのです。

20世紀の医学がめざしていたのは〝治す医学〟でした。しかし21世紀は〝予防する医学〟を目的としています。自分の体は自分で管理して、病気になる前に自分で治す。これが新しい医療のスタイルなのです。

# コレステロールや中性脂肪の異常
# 脂質異常症には3つの種類が

　血液の中には、コレステロールや中性脂肪など、さまざまな脂質が存在しています。脂質は細胞やホルモンなどの材料になったり、生命活動のエネルギー源になったりする大切な成分ですが、血液中に必要以上に増えるとさまざまな病気を招くおそれがあります。

　血液のこの状態を脂質異常症といいます。日本動脈硬化学会は脂質異常症の診断基準として、次の3種類を定めています。脂質異常症にはいずれかひとつだけではなく、同時に複数をあわせ持つケースも少なくありません。

・高ＬＤＬコレステロール血症…………悪玉のＬＤＬコレステロールが多い。
・低ＨＤＬコレステロール血症…………善玉のＨＤＬコレステロールが少ない。
・高中性脂肪血症（高トリグリセライド血症）……中性脂肪が多い。

　ただしこれは、まだ未病の段階です。薬を使った治療を始める段階ではありません。脂質異常症と診断されたら、まずは食事や運動など生活習慣の見直しをするべきです。

## ●脂質異常症の診断基準

高LDLコレステロール血症 → LDLコレステロール　140mg／dl以上

低HDLコレステロール血症 → HDLコレステロール　40mg／dl未満

高中性脂肪血症（高トリグリセライド血症） → 中性脂肪（トリグリセライド）　150mg／dl以上

日本動脈硬化学会「動脈硬化性疾患予防ガイドライン2007年版」より

# 乱れた食生活や生活習慣が血液中の脂質バランスをくずす

脂質異常症はほとんどの場合、生活習慣の乱れが原因で起こります。

カロリーオーバーの食事、揚げ物、炒め物や脂肪の多い食品のとりすぎ、お酒の飲みすぎ、野菜不足などの乱れた食習慣は、血液中の脂質のバランスをくずし、脂質異常症を引き起こす要因になります。

食事だけでなく、運動不足やストレス、喫煙もよくありません。体を動かさないと脂質は消費されず、血液中にたまったままになってしまいます。またストレスは、暴飲暴食につながり、血液中の脂質を増やしてしまいます。さらに喫煙することにより、たばこに含まれる有害成分が血管を傷つけ、脂質異常症から動脈硬化に急速に進行します。

家族の中に動脈硬化による病気の人がいる場合は、家庭の生活習慣そのものが脂質異常症になりやすい傾向にあります。家族全員で生活を見直し、脂質異常症となる原因をさがしてその要因を改善することが重要です。

## ●生活の乱れが脂質異常症を引き起こす

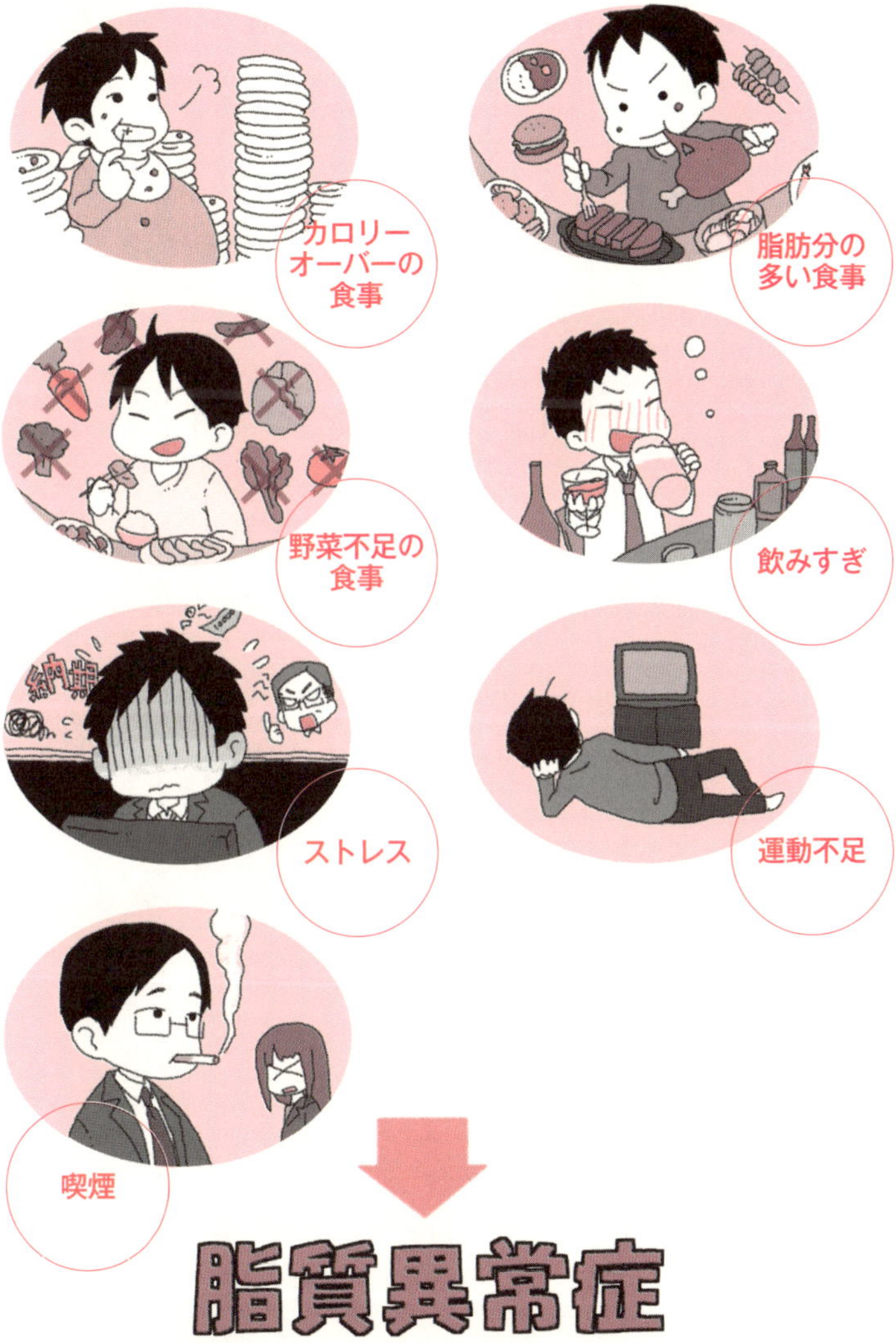
カロリーオーバーの食事
脂肪分の多い食事
野菜不足の食事
飲みすぎ
納期
ストレス
運動不足
喫煙
脂質異常症

# 脂質異常症は動脈硬化の危険因子
# 動脈硬化は狭心症や心筋梗塞を引き起こす

脂質異常症は、狭心症や心筋梗塞、脳梗塞など動脈硬化に由来する病気の大きな危険因子です。

危険因子とは、病気を引き起こしたり、悪化、進行させる要因です。

脂質異常症という危険因子がひとつあると、危険因子がまったくない人に比べ、狭心症や心筋梗塞の起こる危険度が5.1倍になるという報告があります。脂質異常症だけが危険因子になるのではなく、ほかにも高血圧、高血糖、肥満があり、脂質異常症を含め四大危険因子と呼ばれています。危険因子がふたつ以上重なっている場合、ひとつひとつは軽度でも、動脈硬化に進む可能性が飛躍的に高まります。ちなみにふたつ重なると狭心症や心筋梗塞の危険度は9.7倍、３つから４つ重なると危険度は31・３倍に跳ね上がります。

なかでも高血圧は、脂質異常症と並んで重大な危険因子で、このふたつが合併すると、動脈硬化の進行にいっそう拍車がかかります。

## ●脂質異常は動脈硬化を招く

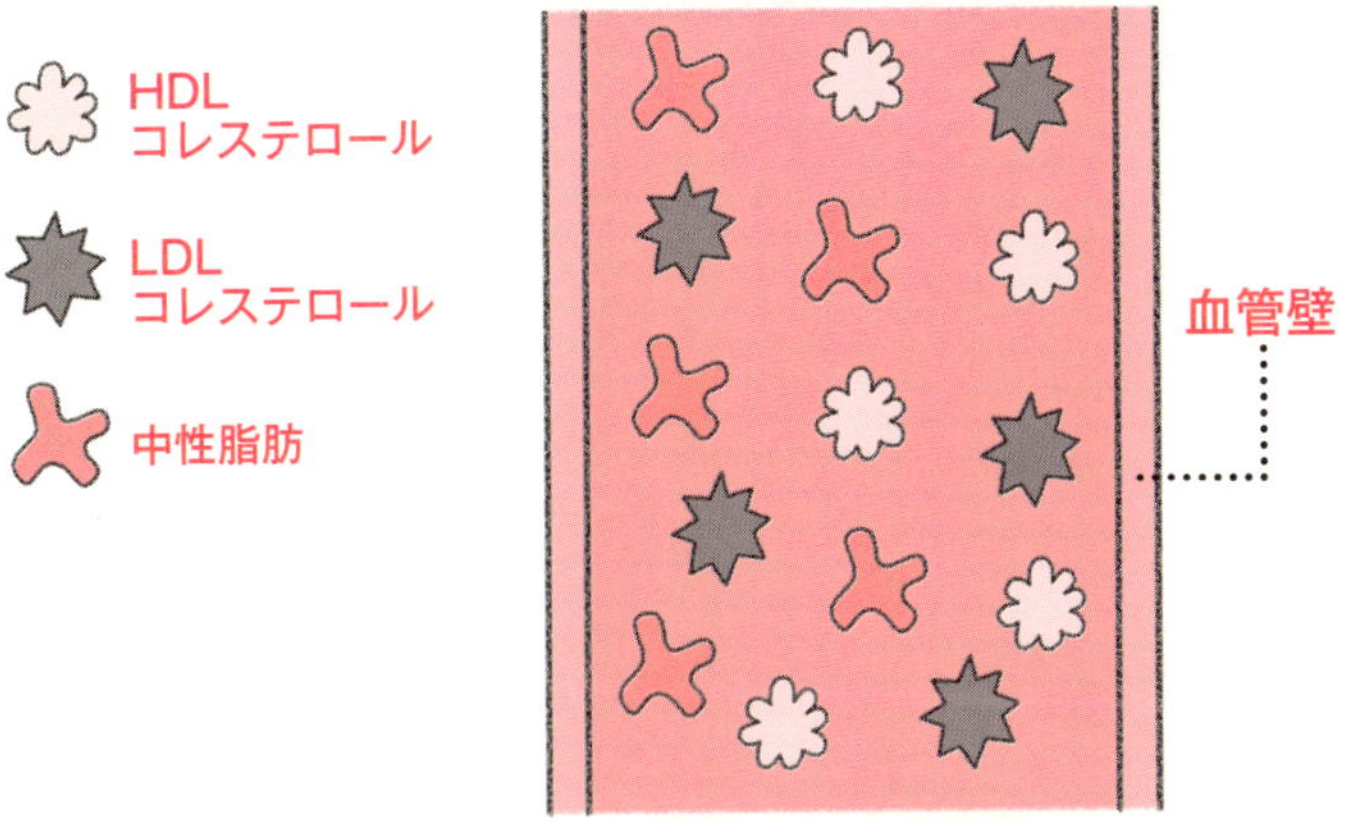


**健康な人の血管**

HDL、LDLコレステロールや中性脂肪が
バランスよく血液に溶け込み、
血管の中を流れています。

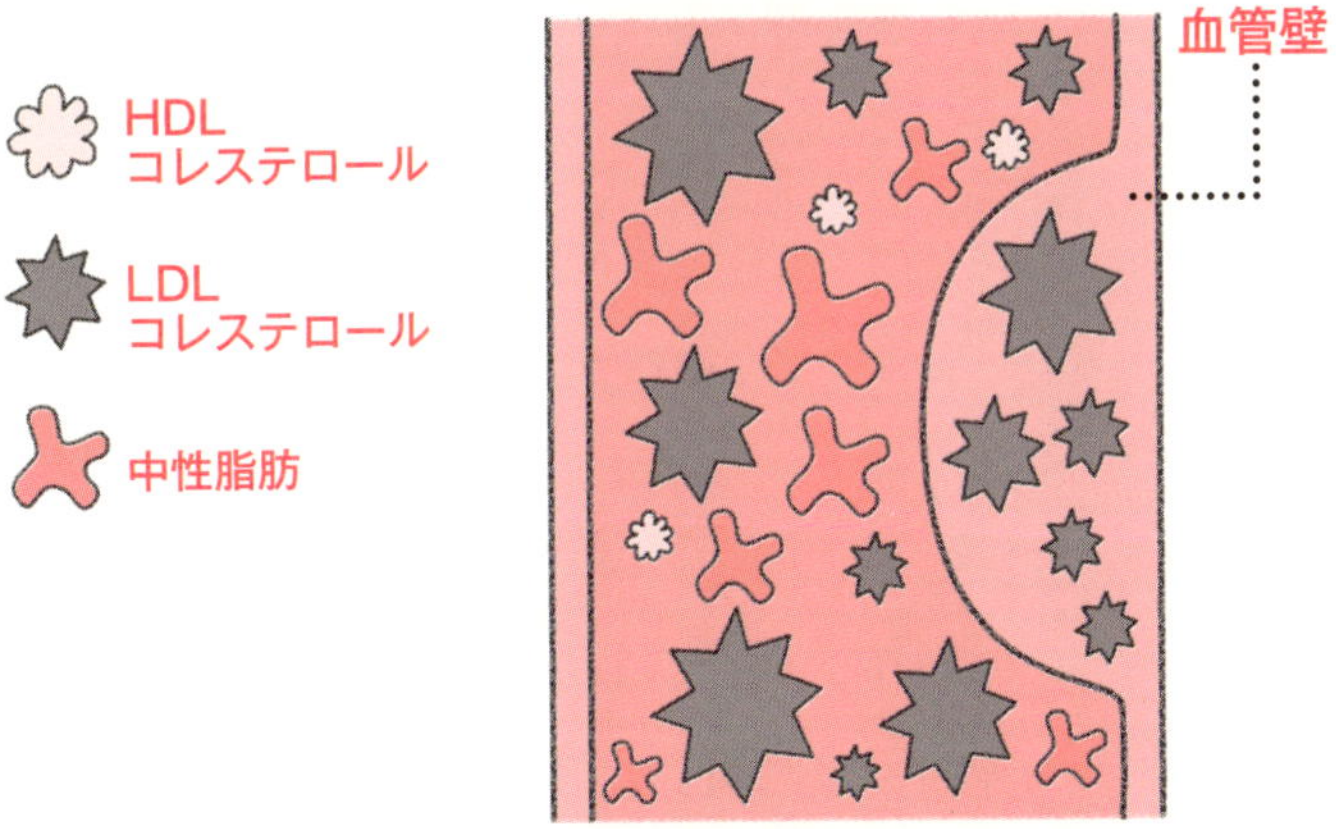


**脂質異常症の人の血管**

中性脂肪が多くなると、HDLコレステロールが減って
LDLコレステロールが増えてきます。
増えたLDLコレステロールは血管壁に入り込み、
動脈硬化を引き起こす原因となります。

# 女性ホルモン、エストロゲンがコレステロール値の上昇を防ぐ

女性は脳梗塞や心筋梗塞など、動脈硬化によって引き起こされる病気になりにくいといわれています。

それはエストロゲンという女性ホルモンのおかげ。エストロゲンは本来、排卵を促したり、乳房や子宮を発達させたりするホルモンですが、ほかにも血液中のコレステロールを減らす、骨の密度を維持するなど、いろいろな働きを持っています。

女性の場合、閉経を迎えるまでは、ある程度総コレステロールの値は低い状態が保たれていますが、更年期以降になってエストロゲンの分泌が減ると、コレステロール値が急激に上がり、脂質異常症になりやすくなります。コレステロール値の上昇に伴って、脳梗塞や心筋梗塞などの病気の発症率も高まってしまいます。

更年期以降は、食事内容の見直しや運動などで、エストロゲンに頼らなくてもコレステロールがたまらない体にしていくことが大切です。

## ●女性の総コレステロール値の推移

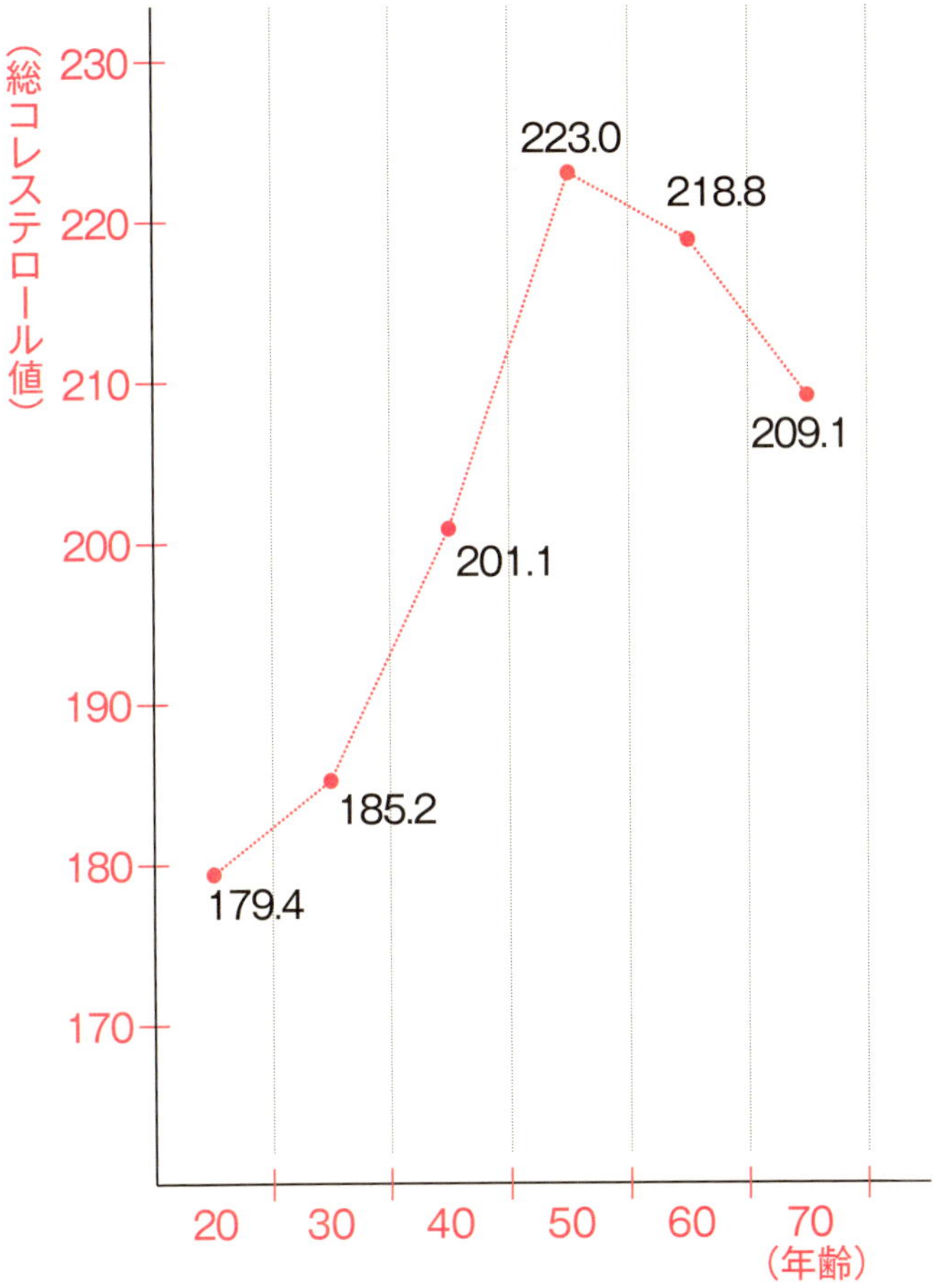


厚生労働省「国民健康・栄養調査」（平成16年）より

# 食べすぎや運動不足が原因か？
# 最近増える子どもの脂質異常症

かつて脂質異常症は、大人になってから起こるものと考えられてきました。ところが近年、脂質異常症を抱えた子どもが増えてきています。

食べすぎや運動不足が原因で起こる脂質異常症は、肥満を伴って起きているケースがほとんどです。肥満傾向にある子どもは30年ほど前に比べて、1.5〜2倍になっています。年々、日本人の食事に占める脂肪の割合が高くなり、さらに子どもたちが体を動かさなくなっていることなどがその理由でしょう。

子どもに脂質異常があるからといって、コレステロールの摂取をやみくもに減らすわけにはいきません。コレステロールは細胞膜やホルモンの材料となるため、極端に不足すると、成長障害を起こす危険があるからです。

子どもの脂質異常症の多くは、家族の食生活が影響しています。脂肪分の高い食品を減らすなど、家族全員で栄養バランスを考えた食事内容にしていくことが重要です。

## ●肥満傾向児の推移

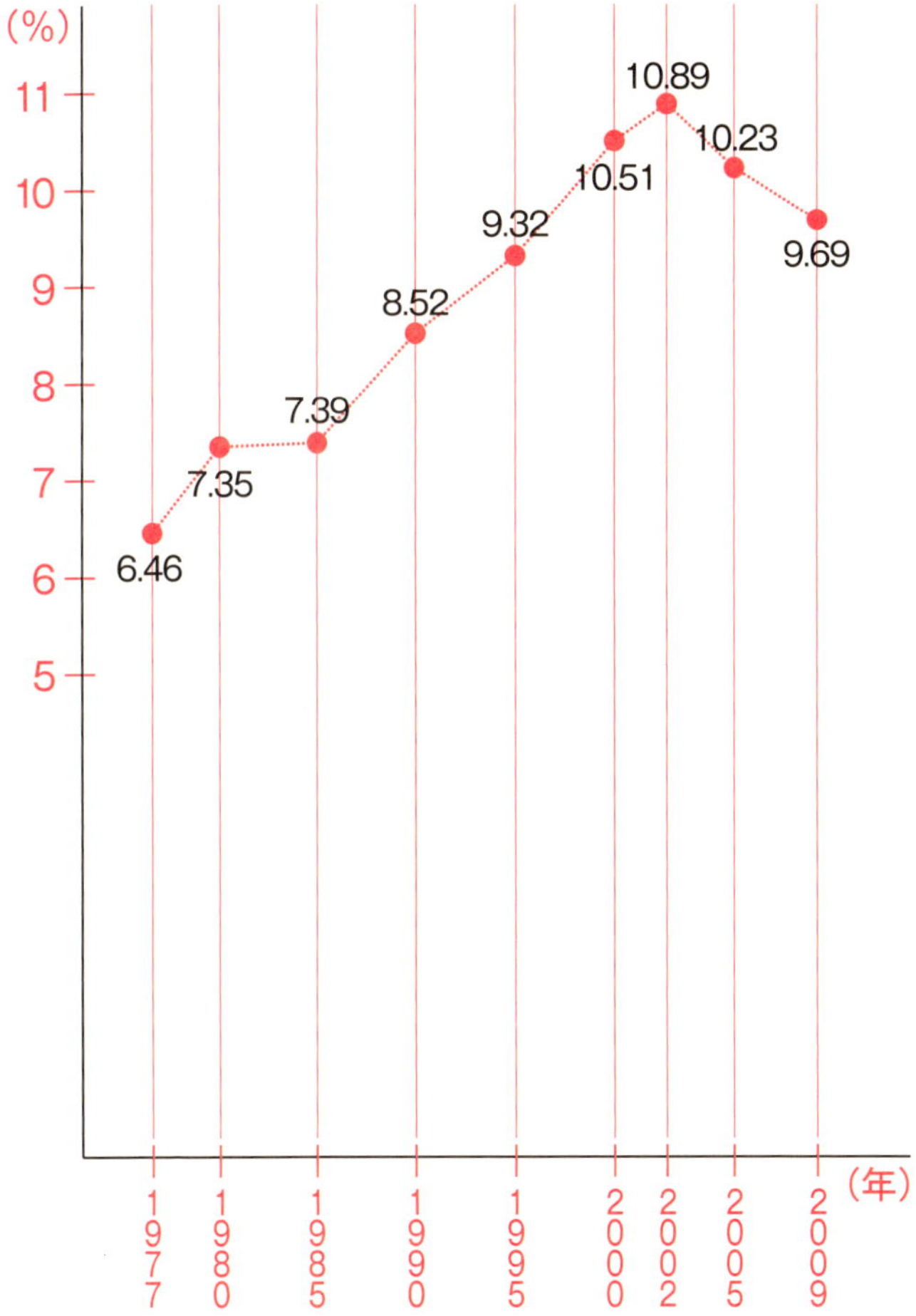


対象：11 歳男女（小学6年生）
文部科学省「学校保険統計調査」（年次統計）より

# 肥満には内臓脂肪と皮下脂肪の2種類が危険なのは内臓脂肪型肥満のほう

中性脂肪をとり込んだ脂肪細胞の集合体、これが体脂肪の正体です。体脂肪には、皮下脂肪と内臓脂肪の2種類があります。

二の腕や太ももを指でつまんだとき、皮膚のすぐ下についているのが皮下脂肪、おなかの中、とくに小腸の周りについているのが内臓脂肪です。

最近、皮下脂肪が多い肥満を皮下脂肪型肥満、内臓脂肪が多い肥満を内臓脂肪型肥満と大きくふたつに分けて考えるようになっています。

皮下脂肪型肥満は、脂肪が下腹部やお尻、太ももにつきやすいので「洋なし型肥満」とも呼び、内臓脂肪型肥満は、おなかがポッコリ出ているため「りんご型肥満」と呼ぶこともあります。

このふたつは単に脂肪のついている場所が違うだけでなく、脂肪そのものの性質や働きが異なります。内臓脂肪型肥満のほうが病気になる危険度が高いことがわかりました。

## ●りんご型肥満と洋なし型肥満

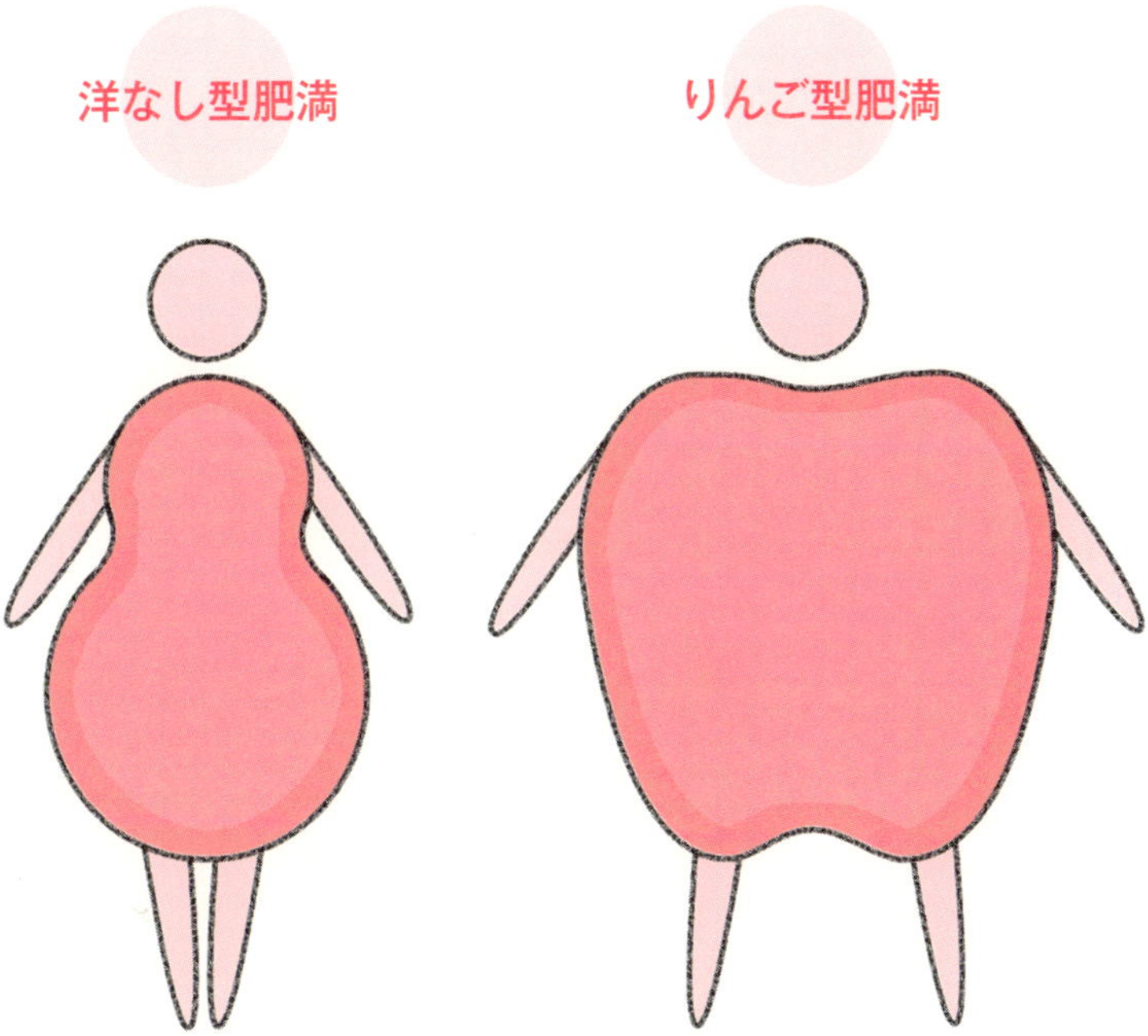


皮下脂肪が多い肥満で
皮下脂肪型肥満と呼びます。
下腹部やお尻、太ももに
脂肪がついているので
下半身がぷっくり
ふくらんでいるのが特徴です。

内臓脂肪が多い肥満で
内臓脂肪型肥満と呼びます。
おなかの中
とくに小腸の周りに
脂肪がついているので
ぽっこりおなかが特徴です。

# ＢＭＩと腹囲を組み合わせて あなたの肥満度をチェック

余分な中性脂肪は主に内臓と皮下にたまります。この脂肪が一定以上ついた状態が肥満ですが、肥満の程度にもいろいろあります。

肥満を判定する指数として、世界中で使われているのはＢＭＩという計算方式です。しかしこれだけでは、その人が本当に肥満なのかわからないというのが現在の考え方です。肥満というのは体に脂肪をためすぎているということ、本来体重は関係ありません。太っているかどうかを知るためには、体にどれくらい脂肪がついているかがわからなければならないのです。

そこで考え出したのが、ＢＭＩと腹囲（おなかまわり）を組み合わせて、肥満レベルとタイプを割り出す方法です。なぜ腹囲を組み合わせるかというと、おなかまわりのサイズにはおなかの中についている内臓脂肪の量がかなり正確に反映されるからです。さあ、この方法であなたの肥満度を測ってみましょう。

## ●BMIと腹囲から自分の肥満度をチェック

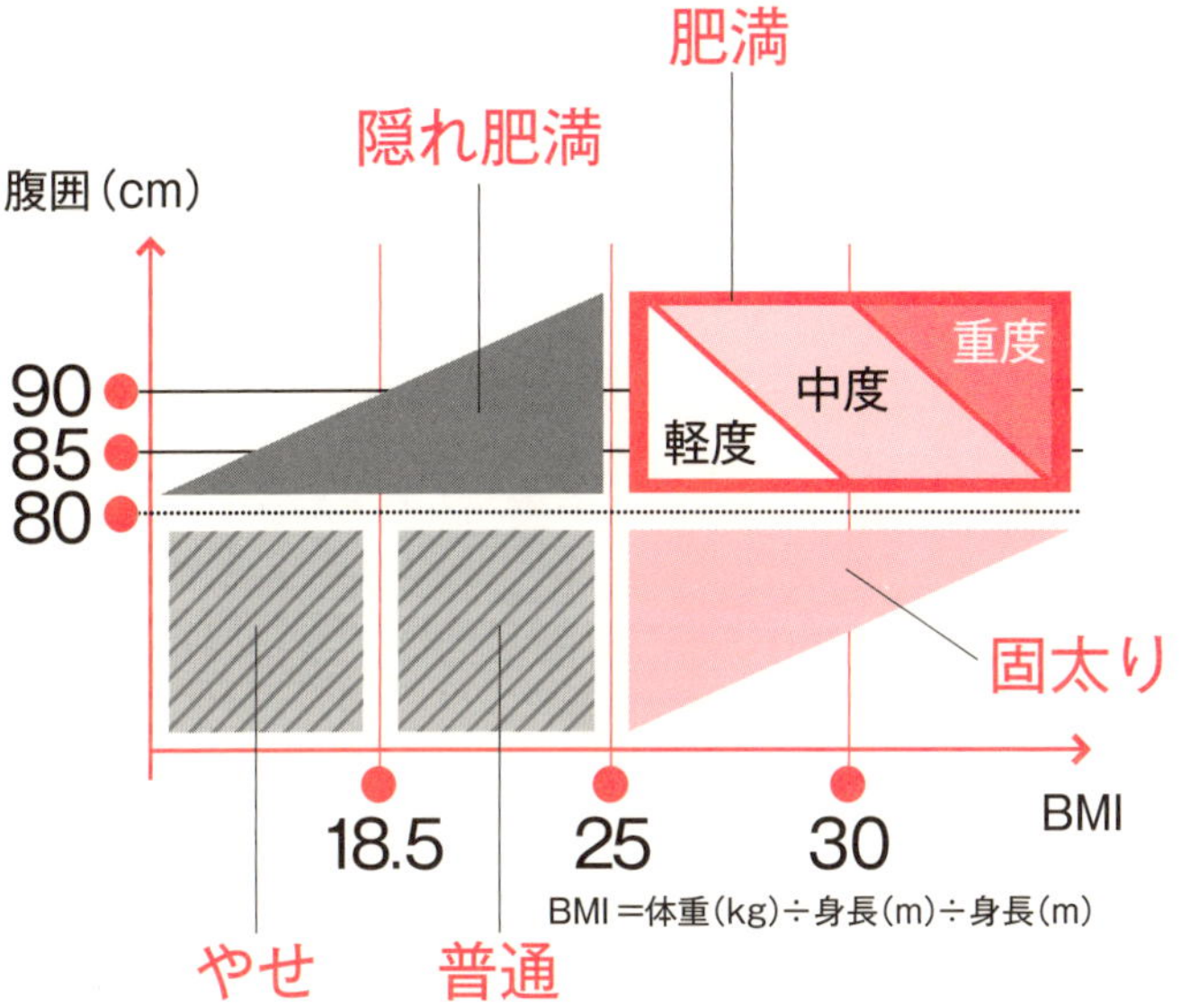


### ●軽度の肥満

今は軽度でも、ほうっておけば脂肪は確実にたまり、リカバリーに時間がかかります。今対策を講じれば比較的簡単に改善できるので、生活習慣を見直しましょう。

活動量を意識的に増やし、低カロリーの食事をとるよう心がけましょう。

### ●中度の肥満

あご、下腹、わき腹あたりに脂肪がつき、かなり気になっているころです。おなかを指でつまんでください。つまめれば皮下脂肪型肥満、つまめなければ内臓脂肪型肥満の疑いがあります。このままいくと重大な病気に発展するおそれがあります。

生活習慣の見直しと、軽めの筋肉トレーニングで基礎代謝アップをはかり、余分な脂肪をとり除きましょう。

## ●重度の肥満

ここまでくると、日常生活に支障が出てきます。普通に歩くのもつらいといった状態の人も多いはずです。

専門家と相談しながら食事制限をしたほうがいいでしょう。無理な運動は体に負担がかかるので、軽めのストレッチから始めて体を動かす習慣をつけましょう。慣れてきたら徐々に筋肉トレーニングを始めていきます。

## ●固太り

おなかは出ているものの固くてパンパン。かつて鍛えた筋肉の上に脂肪がのっている状態で、運動部出身者に多いタイプです。運動量が減っているにもかかわらず、食事の量は現役のときと同じではありませんか?

食生活を見直して量を制限し、筋肉量がまだ多いうちに、ちょっときつめの運動をとり入れてみましょう。

## ●隠れ肥満

見た目やＢＭＩでは太っていないけれど、おなかはポッコリ。女性に多いタイプです。
ポッコリおなかには内臓脂肪がたまっていて、大変危険な状態です。
まずは食生活を見直して、脂肪を落としましょう。有酸素運動も効果的です。

## ●腹囲の正しい測り方

まっすぐ立ってまず軽く息を吸い、息を吐き出したとき地面と平行に測ります。
自分で測る場合はメジャーが斜めにならないように注意して測定します。

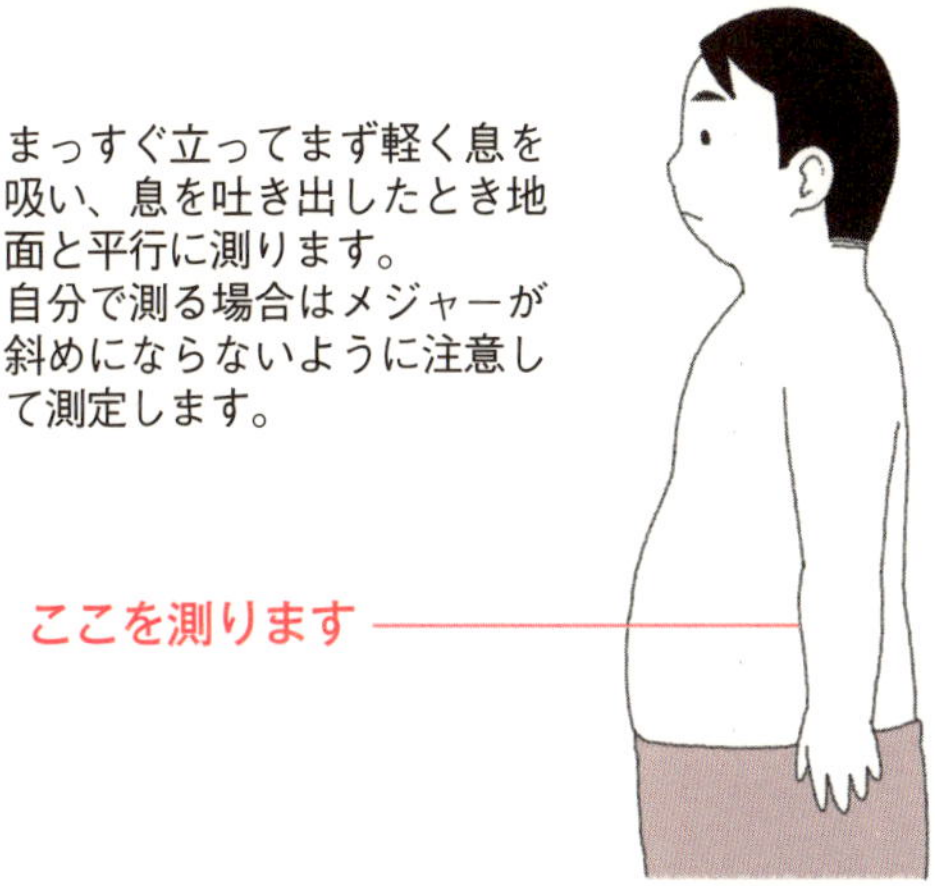


おなかの脂肪が多く、おへその位置が下がっている場合は、肋骨（あばら骨）の一番下と、骨盤の出ているところの中間の位置で測ります。

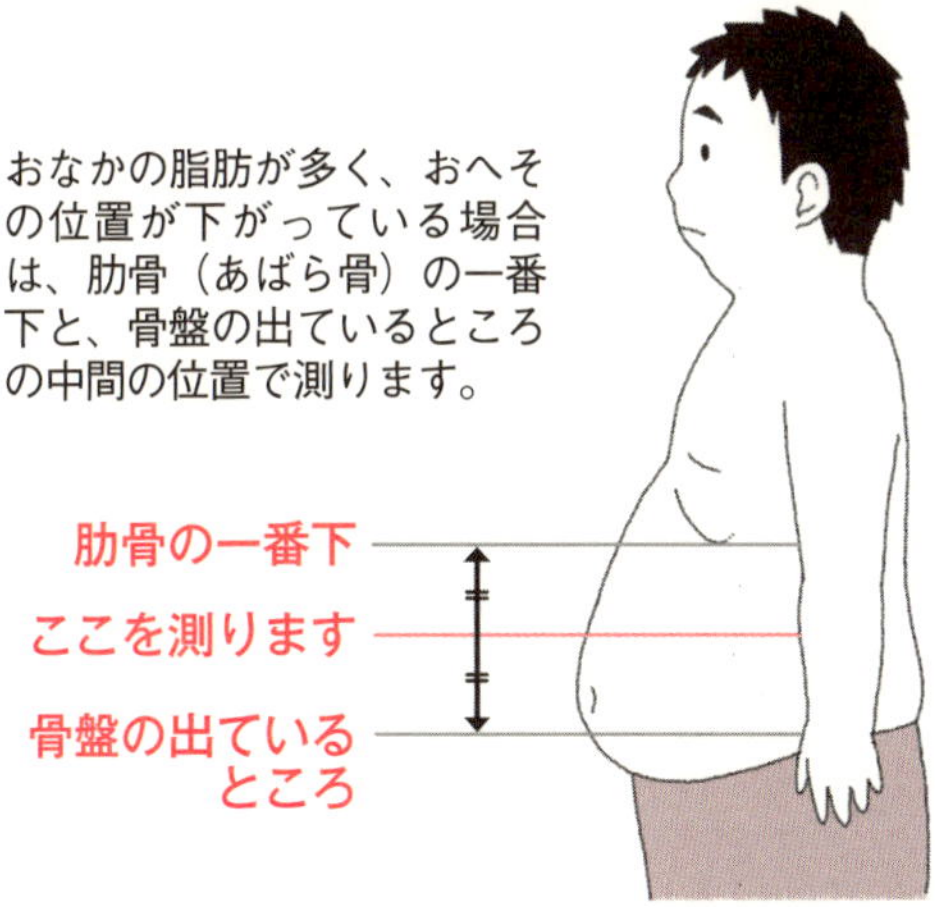

# 内臓脂肪型肥満は善玉物質を減らし悪玉物質を増やす

内臓脂肪を構成している脂肪細胞は、体の働きを調整する物質を何種類か分泌しています。これを総称してアディポサイトカインと呼んでいます。

アディポサイトカインは大きくふたつに分けられます。体にプラスの作用をする善玉物質とマイナスに働く悪玉物質です。

善玉物質の代表はアディポネクチン。この物質は、血管の壁に作用して動脈硬化を抑えたり、体内の糖の代謝をスムーズにしたり、血管を広げて高血圧を抑えたりと、大変重要な役割をはたしています。ところが内臓脂肪が増えると、善玉物質のアディポネクチンが減ってしまうだけでなく、血栓（血液中の血のかたまり）ができやすくなる物質や血圧を上昇させる物質などの悪玉物質がつくられ始めます。

内臓脂肪型肥満は、アディポサイトカインの分泌異常によって動脈硬化が進み、いずれは心筋梗塞や脳梗塞を引き起こすこととなるのです。

## ●内臓脂肪型肥満と脂肪細胞の関係

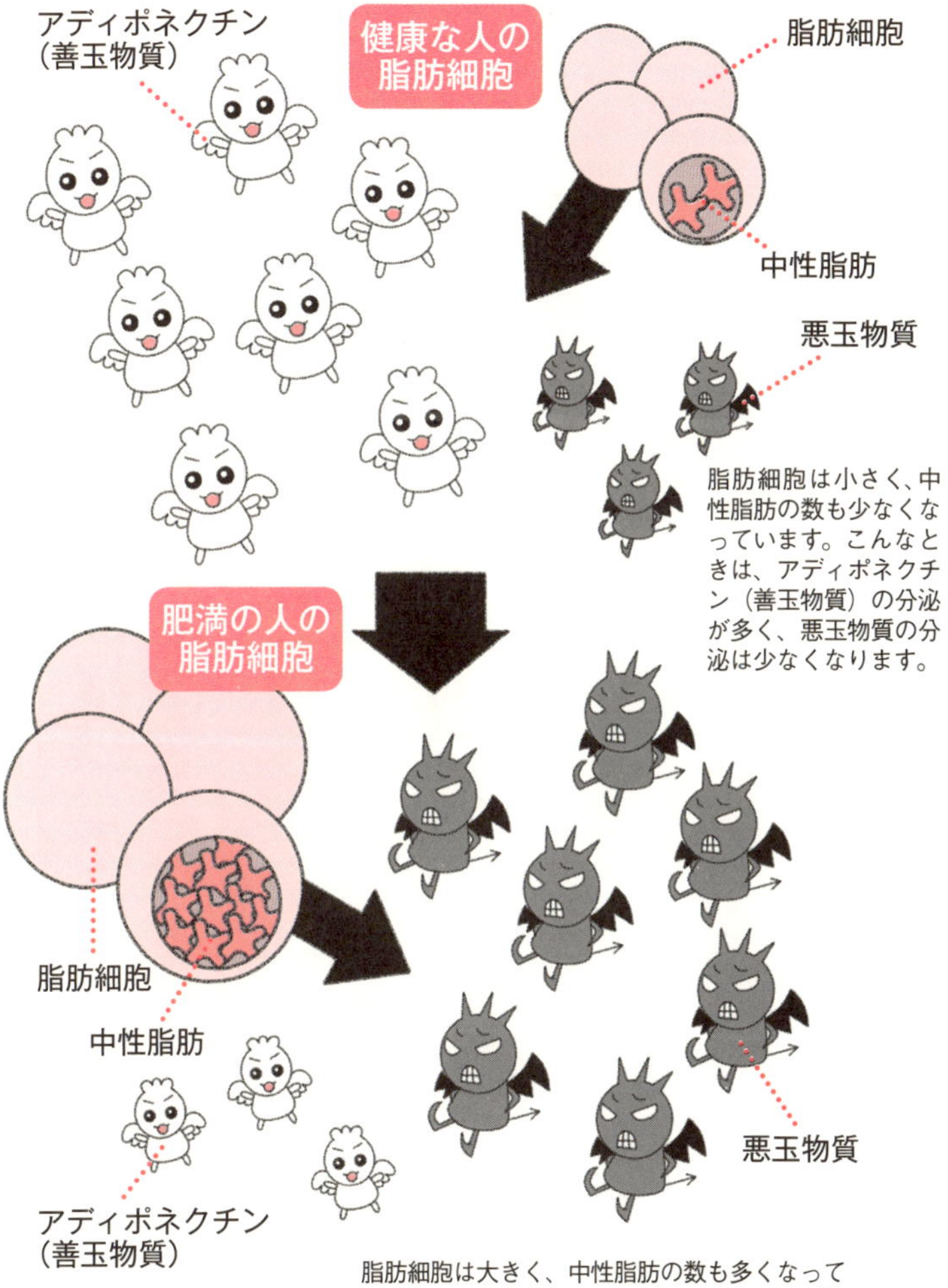


脂肪細胞は大きく、中性脂肪の数も多くなっています。こんなときは、アディポネクチン（善玉物質）の分泌が少なくなり、悪玉物質の分泌は多くなります。

# 日本人の3人にひとりは持っている内臓脂肪をため込みやすい遺伝子

太りやすい遺伝子、肥満遺伝子というものの存在が確認されています。代表的な肥満遺伝子は、「脂肪の代謝力が低いタイプ」、「善玉物質アディポネクチンの量が少ないタイプ」、「脂肪をため込みやすいタイプ」の3つですが、日本人は3つ目の「ため込みやすい」遺伝子を、3人にひとりは持っているといわれます。このタイプの遺伝子を持っている人は、内臓脂肪がつきやすいこともわかっています。

遺伝子以外に、もうひとつ太りやすい体質を決める要素があります。脂肪細胞の数です。脂肪をためる脂肪細胞の数は、胎児期と新生児期、そして思春期に集中して増えます。つまり脂肪細胞の数は、胎児期と新生児期という、自分では食べるものの選択ができない時期に、大半が決まってしまうのです。

いったんできた脂肪細胞の数を、減らすことは不可能です。体脂肪のもととなる中性脂肪を、脂肪細胞にためないようにするしかないのです。

## ●3人にひとりは持っている肥満遺伝子

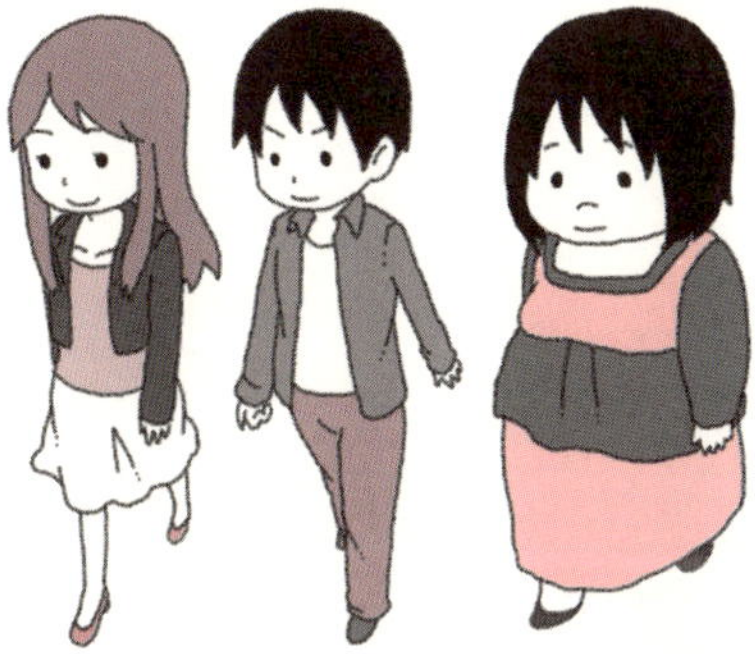

日本人の３人にひとりは、脂肪をため込みやすい遺伝子を持っているといわれます。
この遺伝子を持っている人は、内臓脂肪がつきやすいといわれています。

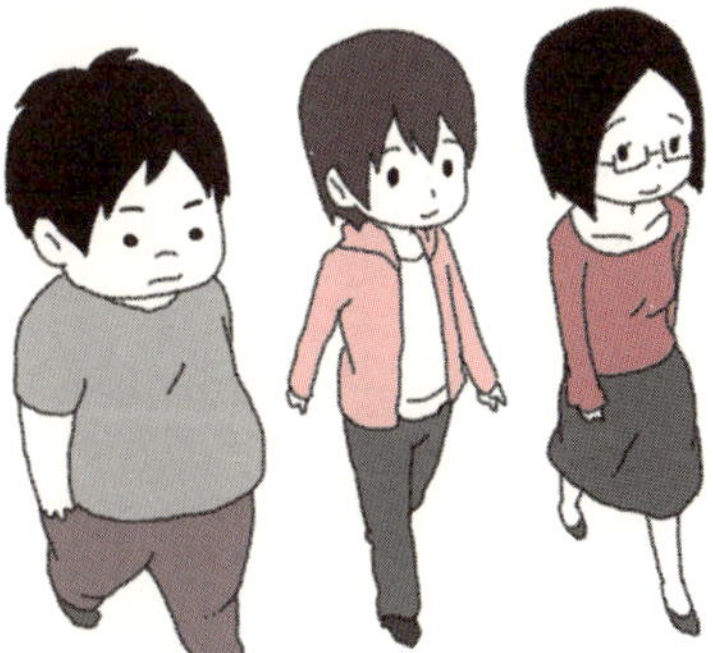

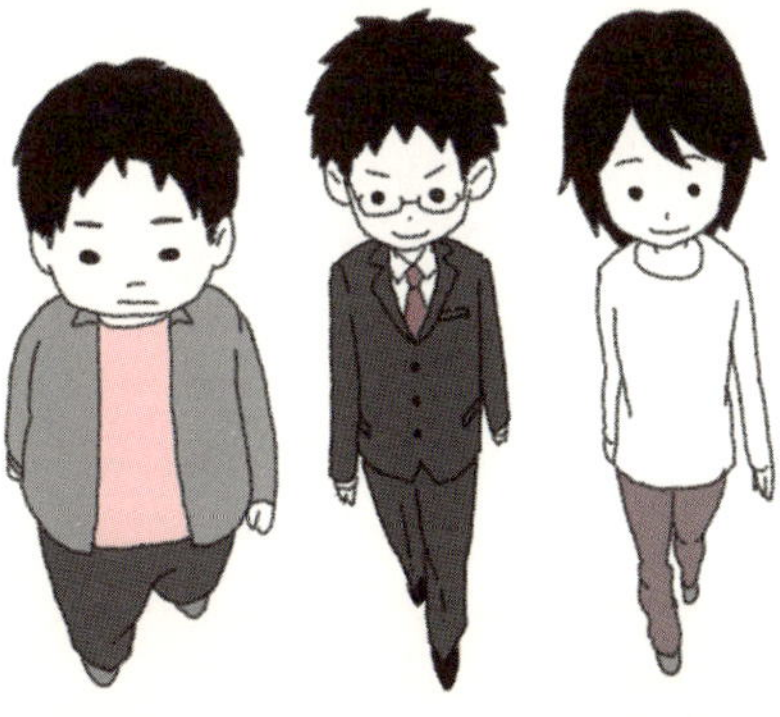

# メタボリックシンドロームとは
# 内臓脂肪型肥満＋αの状態

流行語ともなったメタボリックシンドロームですが、内臓脂肪型肥満が引き起こすさまざまな病気を、早期に予防する重要な考え方です。

メタボリックシンドロームとは、内臓脂肪型肥満に加え、脂質異常、高血圧、高血糖などの危険因子がふたつ以上あった場合に診断されます。ちなみに危険因子ひとつの場合は、メタボリックシンドローム予備軍と診断されます。

内臓脂肪の量は、おへその位置で測った内臓脂肪の断面積が１００㎠以上が診断基準。その目安として、男性は腹囲が85㎝以上、女子は90㎝以上という基準が設けられました。

メタボリックシンドロームのこわいところは、血中脂肪や血圧、血糖がちょっと高いレベルでも、危険因子が複数合わさることで、動脈硬化がみるみる早く進み、狭心症や心筋梗塞、脳梗塞の危険度が高くなることです。もちろんメタボリックシンドローム予備軍も、注意をおこたってはいけません。

## ●メタボリックシンドロームの診断基準

### ●内臓脂肪蓄積

おへその位置でのウエストまわりが

男性 ▶ **85cm 以上**

女性 ▶ **90cm 以上**

（内臓脂肪面積 100 ㎠以上に相当）

＋ 以下のうち２項目以上該当する

### ●脂質異常

中性脂肪値 ▶ **150mg/dl 以上**

HDL コレステロール値 ▶ **40mg/dl 未満**

いずれか、または両方に当てはまる。

### ●高血圧

最高（収縮期）血圧 ▶ **130mmHg 以上**

最低（拡張期）血圧 ▶ **85mmHg 以上**

いずれか、または両方に当てはまる。

### ●高血糖

空腹時血糖値 ▶ **110mg/dl 以上**

日本内科学会（2005 年）より

# 高血圧の原因は内臓脂肪の増えすぎ

内臓脂肪の増えすぎは、直接的、間接的に血圧をさらに高くします。

善玉物質・アディポネクチンには、血管の弾力性を保つ働きがあります。しかし、内臓脂肪が増えるとアディポネクチンが十分に分泌されず、血管にしなやかさがなくなり血圧が上がってしまいます。

また内臓脂肪の増えすぎは、血管を収縮させるような悪玉物質をたくさん分泌します。これでますます血圧を上昇させ、動脈硬化促進の悪循環に陥ります。

すい臓から分泌されるインスリンというホルモンには、糖の代謝を助ける働きがありますが、内臓脂肪の増加は、インスリンの働きをにぶくしてしてしまいます。この状態になると、血液中にインスリンが増え、腎臓の機能を低下させます。腎臓は塩分排泄を行う臓器ですが、機能低下のため塩分が排泄されず、結果的に血液を塩分とりすぎの状態にしてしまいます。こうして血圧が上昇してしまうのです。

## ●内臓脂肪と血圧の関係

**健康な人の血管**

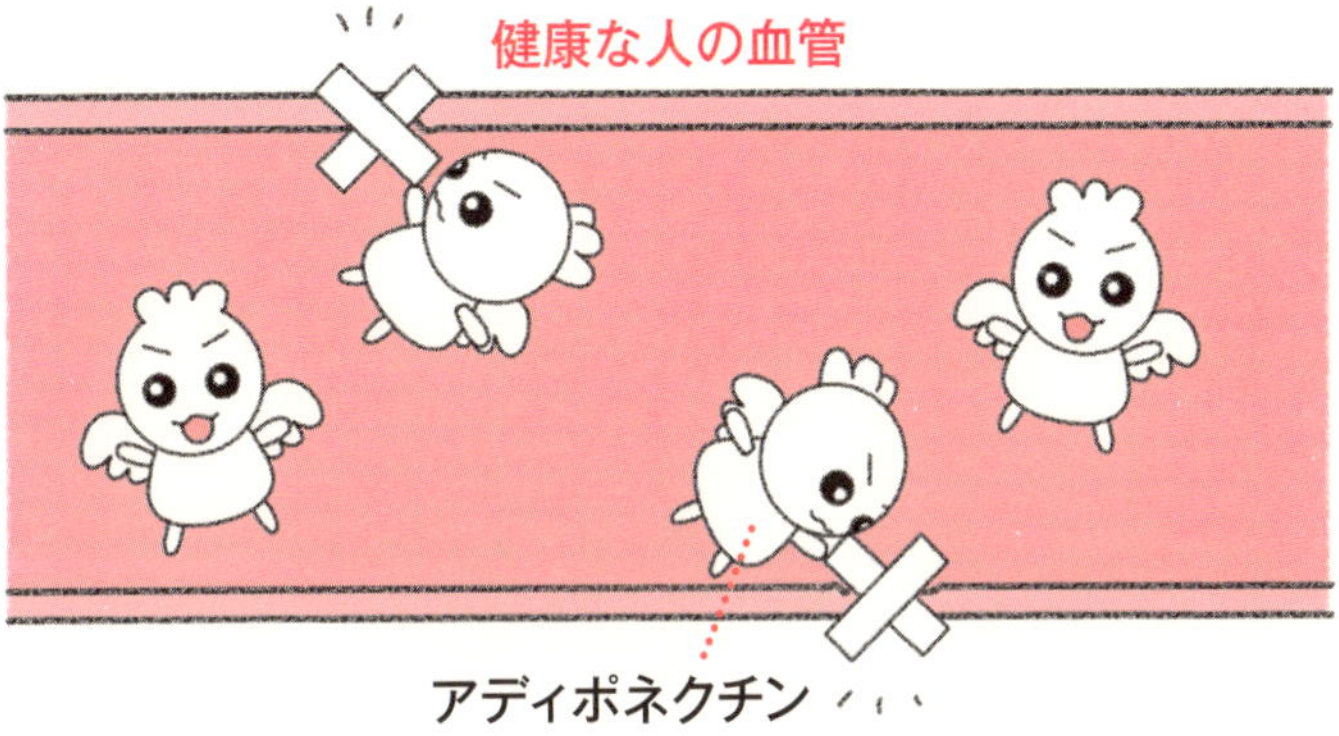


善玉物質アディポネクチンが血管壁を修復するため、
血管はしなやかさを保っています。

**内臓脂肪の多い人の血管**

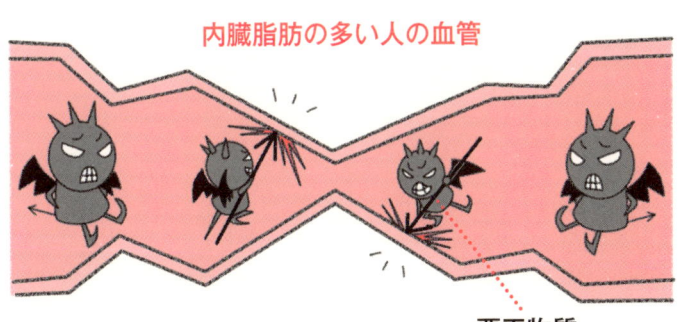


悪玉物質が
血管壁を収縮させるため、
血管にしなやかさが
なくなり高血圧を
引き起こします。

**高血圧**

# メタボ診断基準の高血圧は一般の診断より低めに設定

一般的に高血圧と診断されるのは、最高（収縮期）血圧１４０㎜Hg以上、あるいは最低（拡張期）血圧90㎜Hg以上です。

しかし、メタボリックシンドロームの診断基準では、その1ランク下の正常高値血圧（最高血圧１３０㎜Hg以上、あるいは最低血圧85㎜Hg以上）を診断基準としています。この数値だけでは高血圧とはいえませんが、ほかの因子と重なり、動脈硬化の危険度が高くなるからです。この低めの数値を超えてしまう人は、少なくないでしょう。

血圧が上がる原因は、塩分のとりすぎが知られていますが、ほかにもストレスや喫煙によって発生した活性酸素によるダメージなどが考えられます。

また血圧は年齢とともに高くなっていく傾向があります。加齢に伴って血管がしなやかさを失い、血管壁が硬くなったところを血液が流れていくので、壁にかかる圧力が高くなり血圧が上がるのです。

## ●高血圧の判定基準

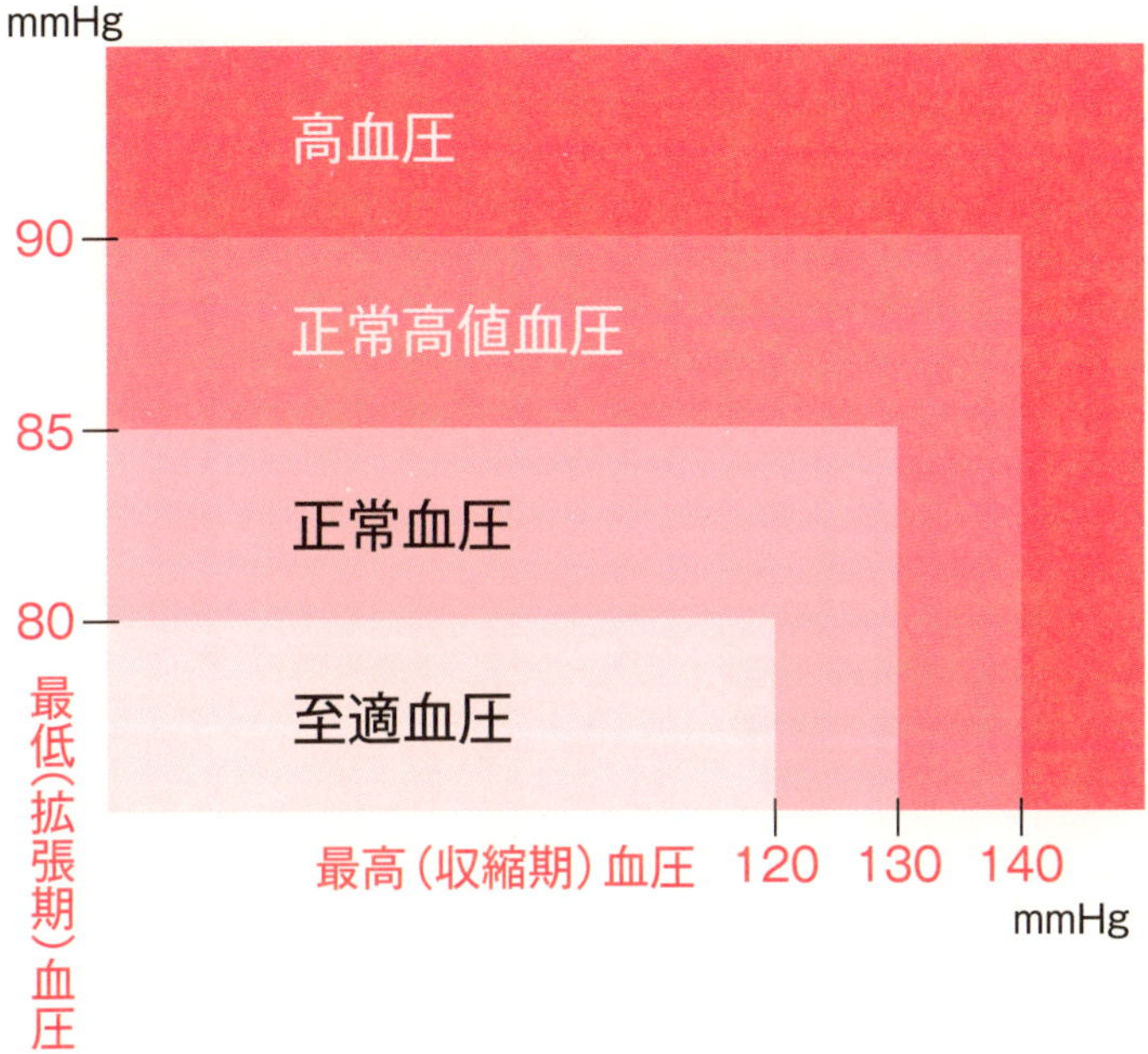


日本高血圧学会「高血圧治療ガイドライン」(2009年)より

# 血液の糖が増えた状態が高血糖<br>高血糖と内臓肥満は深い関係

血液の中の糖が増えすぎた状態を高血糖といい、その数値（血糖値）がある一定以上のレベルを超えてしまった状態を糖尿病といいます。血糖値が高くなるにしたがって、血管障害が起こり、眼底出血、腎臓障害、末梢神経障害、動脈硬化が並行して進みます。

今、食べすぎやお酒の飲みすぎ、運動不足など、乱れた生活習慣によって起きる糖尿病が急増しています。

内臓脂肪から糖の材料が肝臓に送られ、大量の糖がつくられて血液の中に流れ込みます。その上内臓脂肪は、代謝をサポートしてくれる善玉物質・アディポネクチンの分泌を抑えてしまいます。その結果、インスリンの働きが低下し、増えてしまった糖をますます処理できなくなり、血糖値が上がるのです。

内臓脂肪と血糖値は深い関係にあります。内臓脂肪が増えると、いくつもの要因が重なって糖の代謝が悪くなり、血糖値は簡単に高くなってしまいます。

## 内臓脂肪と血糖の関係

### 健康な人の血液

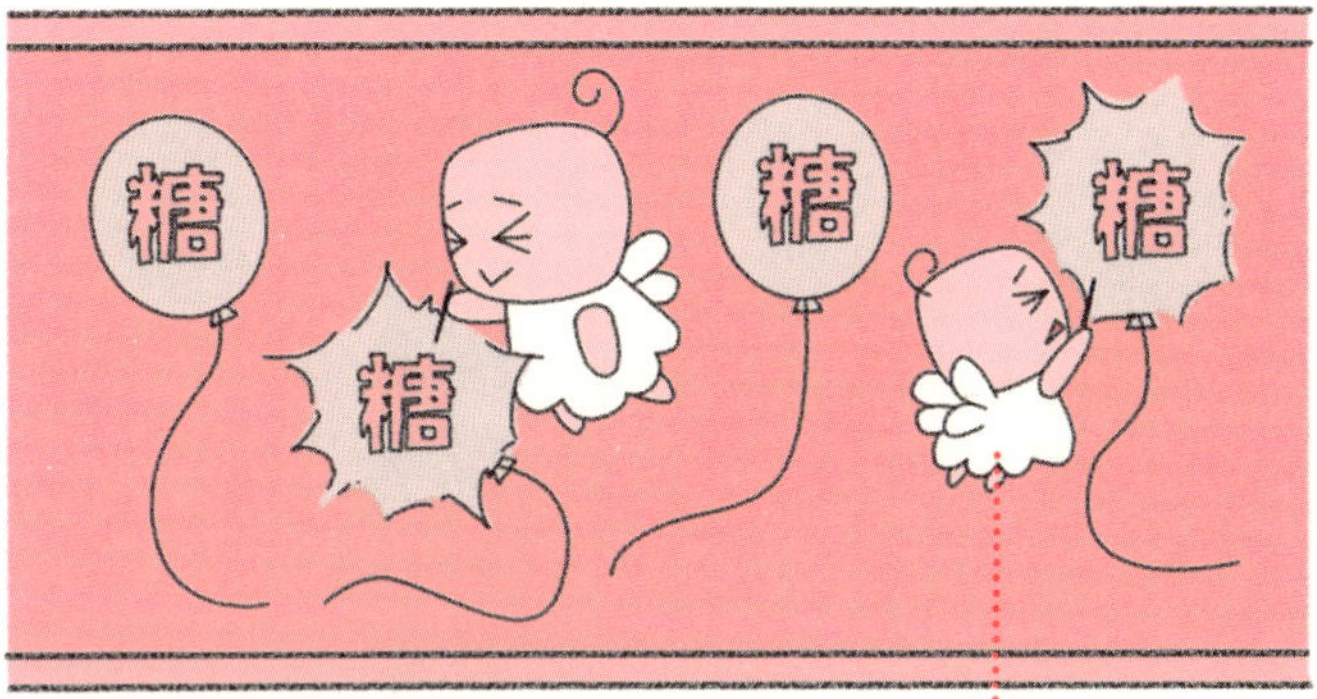


インスリンというホルモンが
血液中の糖の代謝を助けます。

### 内臓脂肪の多い人の血液

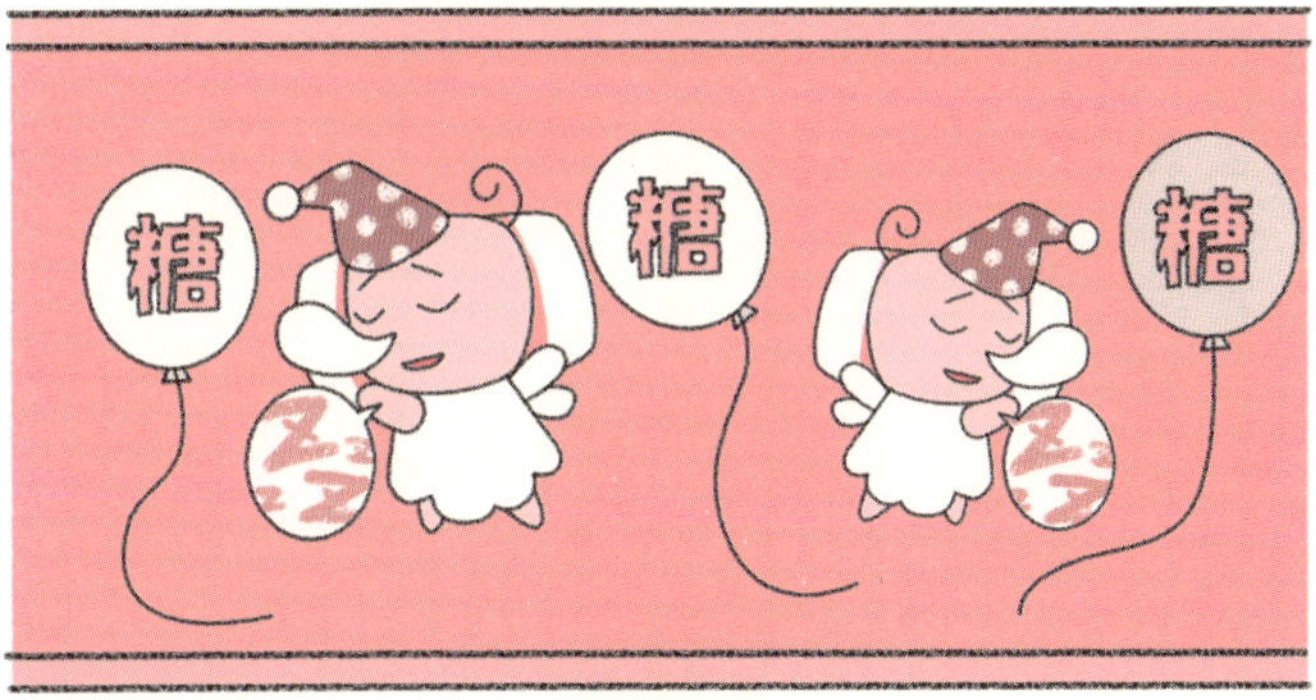


インスリンの
働きが低下して
糖の処理ができなり、
血液中に糖が
増えてしまいます。

**高血糖**

# メタボリックシンドロームの健診基準は高血糖から糖尿病への移行段階

血糖値の検査をする場合、一般的に用いられるのは、8時間以上絶食したあとに測定される「空腹時血糖値」で、これが基本データとなります。その値が基準値を超えているようなら、ブドウ糖液を飲んでから時間を追って血糖値の変化を観察します。判定には2時間後の血糖値が採用されますが、その値が高ければ食後高血糖ということになります。

メタボリックシンドロームの診断でも、空腹時血糖値の数値を採用します。メタボリックシンドロームでの危険因子としてのカウントは、空腹時血糖値が110mg／dl以上で、糖尿病の段階に移行しかかっている「境界型糖尿病」のレベルに設定されています。

以前は家族歴などが強く影響していた糖尿病ですが、最近では、遺伝や体質に関係なく発症するケースが95％を占めるといわれています。厚生労働省の調査では、20歳以上の糖尿病患者数は約890万人、予備軍を合わせると約2210万人に達すると報告されています。メタボリックシンドロームの増加も、それを象徴しているといえるでしょう。

## ●糖尿病の判定基準

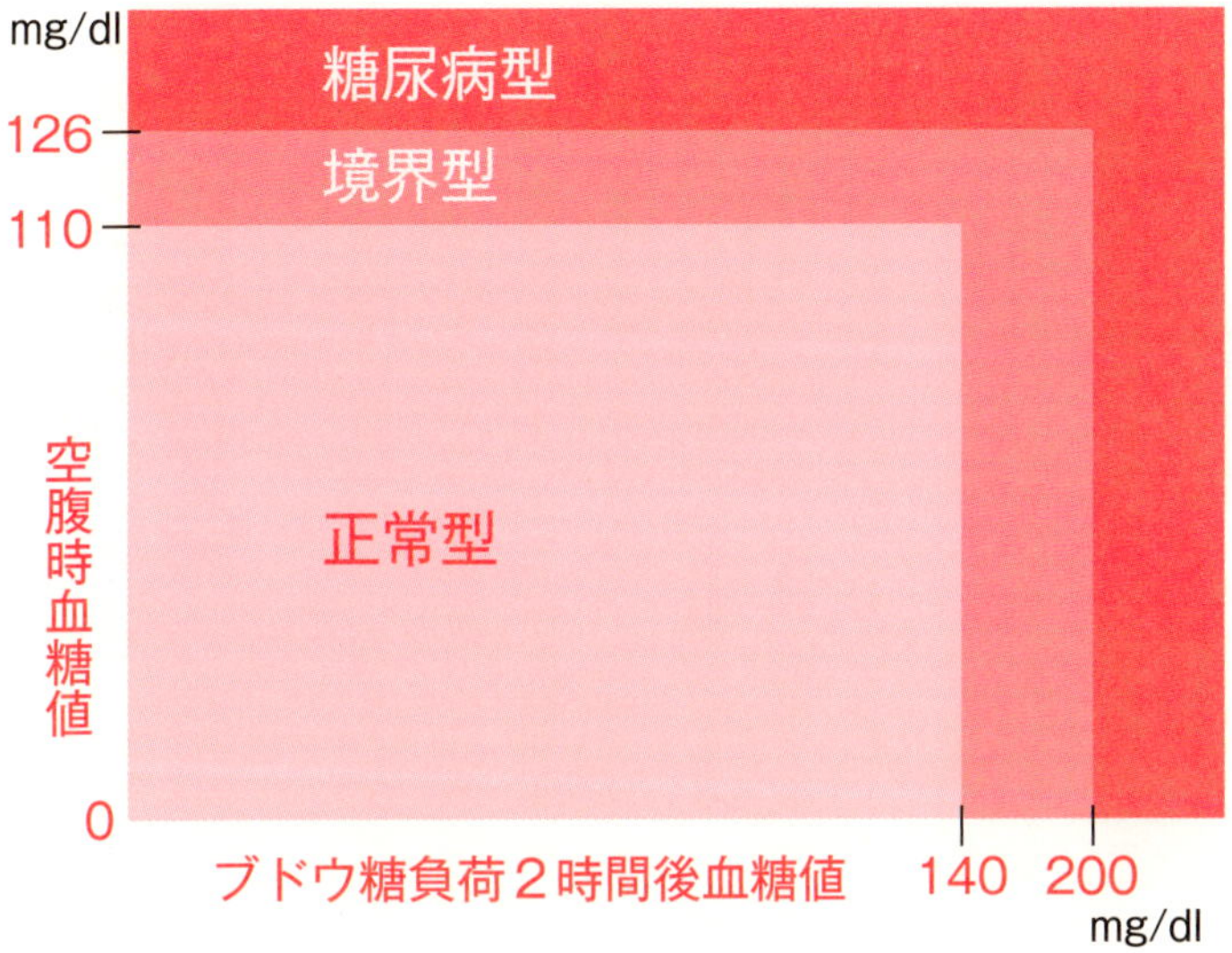


日本糖尿病学会「糖尿病診断基準」（1999 年）より

# 人間フォアグラ脂肪肝は メタボ一歩手前の状態

脂肪肝とは、肝臓の細胞が中性脂肪をたっぷりと詰め込んで、白く膨張している状態をいいます。健康な人の肝臓にある中性脂肪は3～5％程度ですが、肝臓の中性脂肪が30％以上になっているものが脂肪肝です。いわば肝臓が脂肪たっぷりの人間フォアグラです。

脂肪肝は、内臓脂肪型肥満やメタボリックシンドロームのさらに手前に位置づけられると考えられます。食べたものが小腸から吸収されると、まず門脈という肝臓の太い血管から遊離脂肪酸として肝臓に取り込まれ、中性脂肪としてたまります。体内では余分な脂肪は、肝臓、内臓脂肪、皮下脂肪の順でたくわえられます。

脂肪肝は軽度のうちは症状がないため、本人も危機感を持っていない場合が多いのですが、狭心症や心筋梗塞の発症率が、脂肪肝でない人より2倍以上高いことがわかっています。狭心症や心筋梗塞は動脈硬化性疾患、脂肪肝の人がそのままの生活を続けていれば、動脈硬化に進む可能性が大なのです。まさに未病の代表といえるでしょう。

## ●脂肪肝発症率の推移

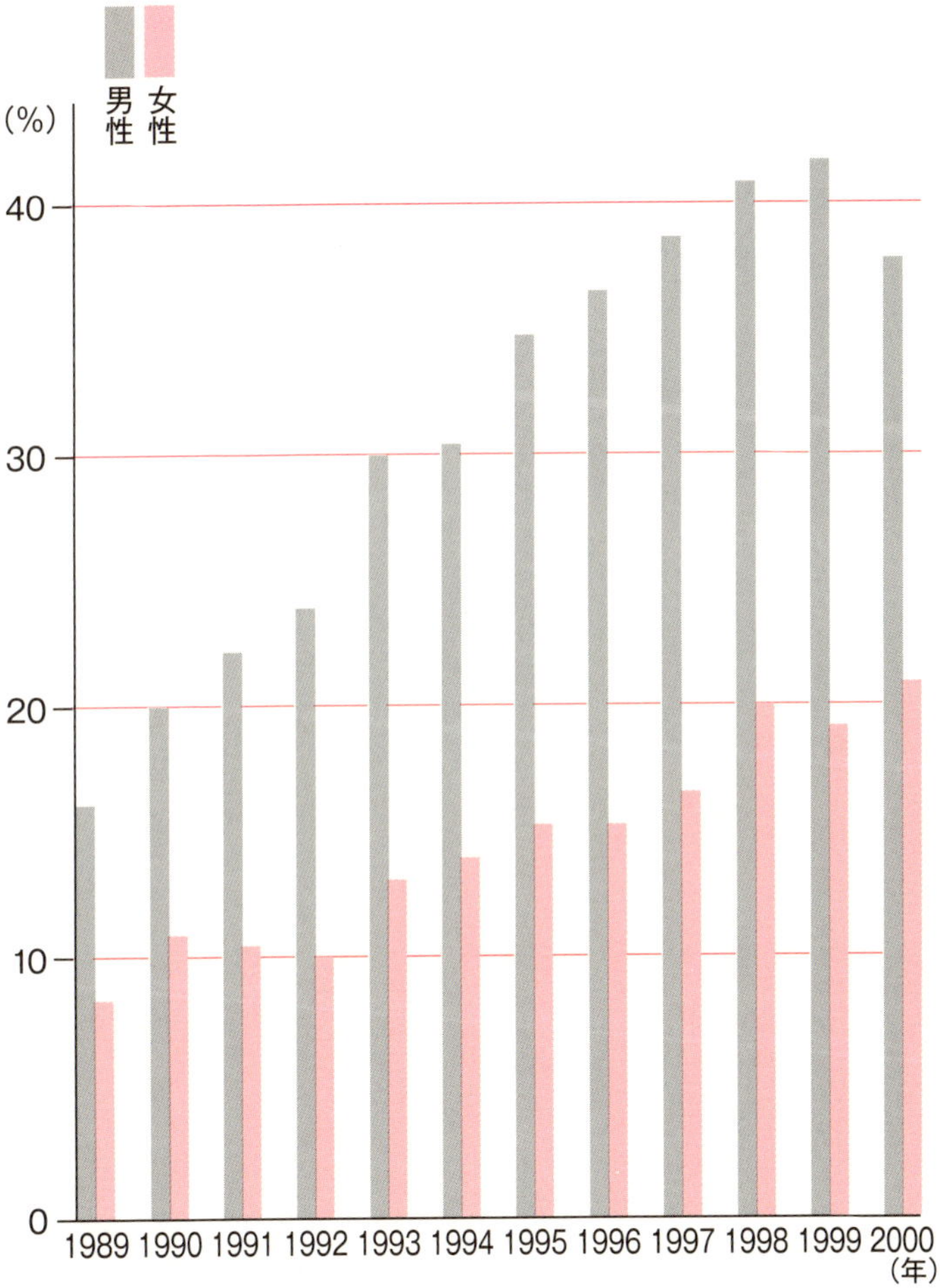


東海大学付属病院検診センターによる調査

# お酒の飲みすぎだけではない 脂肪肝は大きく3つに分けられる

ほかに病気がない場合、脂肪肝は大きく3種類に分けられます。

ひとつ目はアルコール性脂肪肝。お酒の飲みすぎが原因です。肝臓でのアルコール代謝が追いつかなくなってしまったために起きる脂肪肝です。

ふたつ目は過栄養性脂肪肝。中性脂肪の材料となる糖質のとりすぎが原因です。とくに果糖のとりすぎが、いちばんの原因と考えられます。果物に含まれる果糖は、体の中で分解する必要のない単糖類なので、吸収が速く、すぐさま脂肪としてたくわえられます。同じ炭水化物でも、果糖やショ糖（砂糖）は、でんぷんよりも脂肪になりやすいのです。

3つ目は低栄養性脂肪肝。極端なダイエットによる減量で、エネルギーの材料が足りなくなると、体は全身の中性脂肪を肝臓に集め始めます。ほかの組織から集まってきた中性脂肪が肝臓にたまって起きる脂肪肝です。脂肪肝の原因は、お酒の飲みすぎや食べすぎだと思っている人が多いようですが、過激なダイエットも脂肪肝の原因になるのです。

## 脂肪肝の治療

- **食事療法**
  - **糖質**：果物、砂糖の摂取は控えめに。
  - **脂質**：カロリーの高い脂肪を減らす。
  - **アルコール**：飲酒が原因の場合は禁酒。それ以外の場合は適量を守る。
- **運動療法**
  - **有酸素運動**：ウオーキングやジョギングを30分前後。
- **減量**
  - **1カ月で0.5kgを目標に**：過激なダイエットは脂肪肝に逆戻り。
- **合併症の治療**
  - 脂質異常症や糖尿病があれば治療に専念。

# お酒も飲まないのに肝臓が炎症 NASHは脂肪肝から発症する

最近急速に注目されるようになった病気のひとつに、NASHという肝臓の病気があります。非アルコール性脂肪性肝炎という病名の英語名の頭文字をとってNASHと呼ばれています。お酒も飲まないのに、肝臓に強い炎症が起きる病気で、悪化すると肝硬変からがんにまで進展することがあります。国内で３００万人の患者がいると推定されています。

NASHは必ず脂肪肝から発症します。脂肪肝の人は国内に約３０００万人といわれているので、このうちの10人に１人がNASHへ進展することになります。

肝臓の細胞が中性脂肪だらけになって血液の流れが悪くなったところに、さらに何らかの要因が加わって肝臓の炎症が起こります。何らかの要因というのは、エンドトキシンという腸内で増殖した大腸菌の毒素が肝臓に運ばれてくることや、活性酸素が大量に発生したことによる酸化ストレスによるものだと考えられています。

NASHを予防するためにも、脂肪肝は絶対に避けなければいけません。

## ●NASHから肝硬変、肝臓がんへ進展

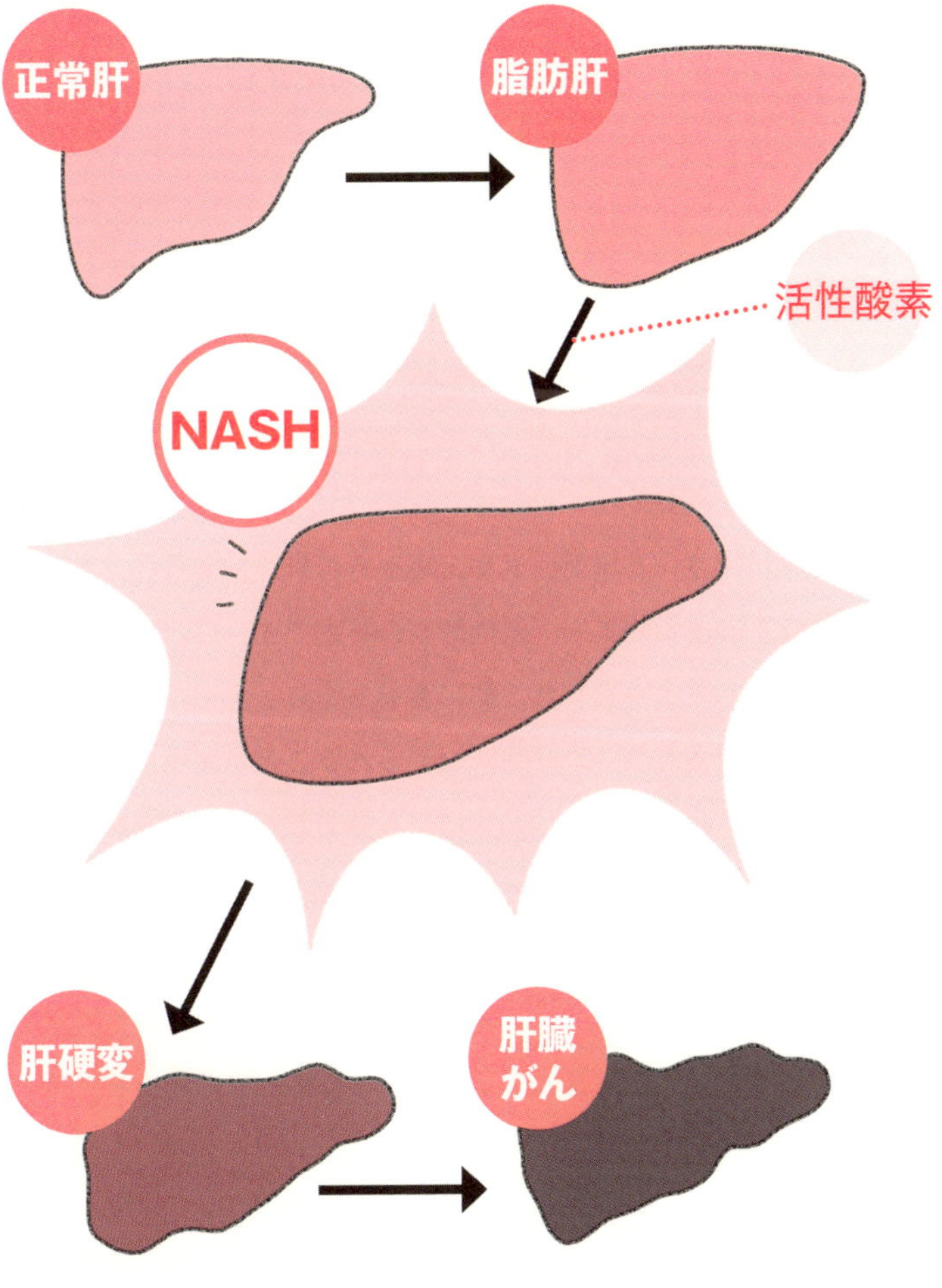


ＮＡＳＨは脂肪肝が活性酸素により酸化されて発症します。
そしてやがては肝硬変や肝臓がんに進展します。

column 3

## 私たちの身近に存在する活性酸素

活性酸素が発生する要因は、私たちの周りに日常的に存在します。

その代表的なものが紫外線とたばこの煙です。紫外線を長期間にわたって浴びると皮膚がんに、喫煙は肺気腫や肺がんの原因になることがわかっています。

車から排出される排気ガスや工場からの排煙、あるいは食品添加物などの化学物質も、活性酸素の要因です。これらは空気や食べ物としてとり込まれ、体に害をもたらします。

また体内で活性酸素の要因がつくられることもあります。過剰なストレスがかかったり、急激な運動をしたような場合、体内に活性酸素が発生します。

このように私たちは、活性酸素を完全に避けて生活することはできません。しかし、がんなどの重大な病気を予防するために、できるだけ外的な要因を遠ざけ、また体内での発生を抑える工夫が必要です。

# 第4章

# コレステロールや中性脂肪の異常が招く恐ろしい病気

# 重大な病気のもととなる動脈硬化
# しなやかな血管を保つことが予防の秘訣

動脈硬化とは、加齢とともに動脈の血管壁がしなやかさを失って、硬くなった状態をいいます。本来血管は、ゴムホースのようにやわらかく、伸び縮みします。血管に柔軟性があるから血液がスムーズに流れ、体内に酸素や栄養を十分行き渡らせることができるのです。ところが年をとると、血管が厚く硬くなっていきます。

こわいのは、動脈硬化が進んでますます血管が流れにくくなると、高血圧を招き、やがては血管が詰まって、狭心症や心筋梗塞、脳梗塞といった生命にかかわる病気に至るということです。

動脈硬化は老化現象のひとつとして起こるものですから、完全に止めることはできません。しかし進行を遅らせることは可能です。動脈硬化の原因となる、コレステロールの過剰摂取などは、普段の心がけ次第でいくらでも調整できます。

いつまでも若々しく、しなやかな血管を保つよう努力することが大切です。

## ●動脈硬化の進行

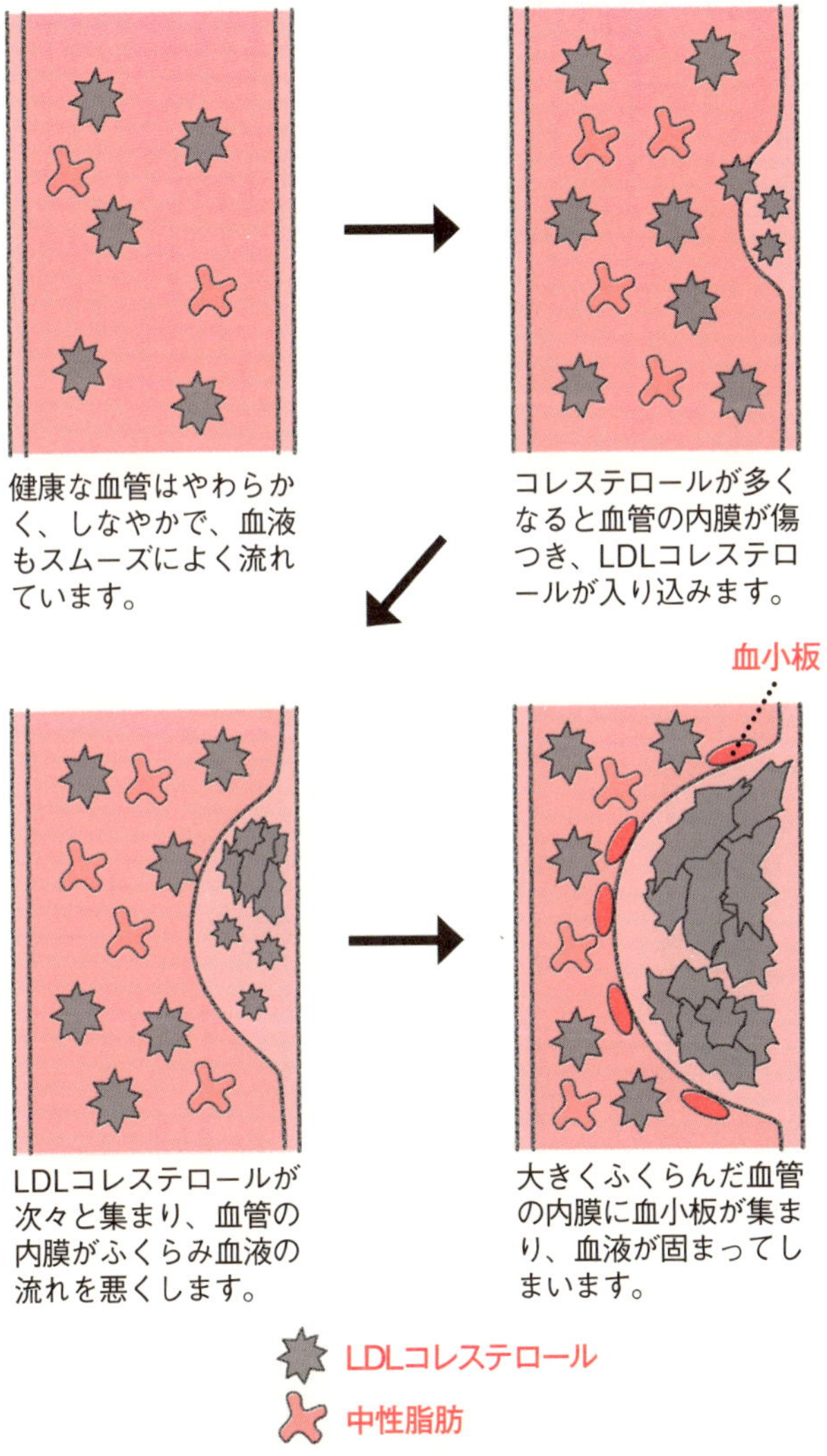
健康な血管はやわらかく、しなやかで、血液もスムーズによく流れています。
コレステロールが多くなると血管の内膜が傷つき、LDLコレステロールが入り込みます。
LDLコレステロールが次々と集まり、血管の内膜がふくらみ血液の流れを悪くします。
血小板
大きくふくらんだ血管の内膜に血小板が集まり、血液が固まってしまいます。
LDLコレステロール
中性脂肪

# 若い女性にも増えている狭心症と心筋梗塞

動脈硬化が進行すると、心臓の筋肉に酸素と栄養を送る冠動脈の血管が狭くなり、血液が流れにくくなります。一時的に血液が心臓に行かなくなってしまった状態が狭心症です。

動脈硬化によってしなやかさを失った血管は、血栓という血のかたまりが詰まりやすくなっています。血栓によって血液の流れがせき止められてしまい、心臓の筋肉に酸素と栄養が届かなくなった状態が心筋梗塞で、最悪の場合命を落とします。現在は、中高年者だけでなく、内臓肥満の若い女性にも増えています。

厚生労働省の報告では、ＢＭＩが30以上の男性は、狭心症や心筋梗塞の発症リスクが30未満の人に比べて1.8倍高いとされています。

さらに４つの危険因子は、狭心症や心筋梗塞の発症リスクを格段に高めます。危険因子がひとつなら5.1倍、ふたつなら9.7倍、３つから４つ重なると31・3倍、危険因子０に比べて跳ね上がるのは、前述したとおりです。

## ●危険因子の数と狭心症・心筋梗塞の発症危険度

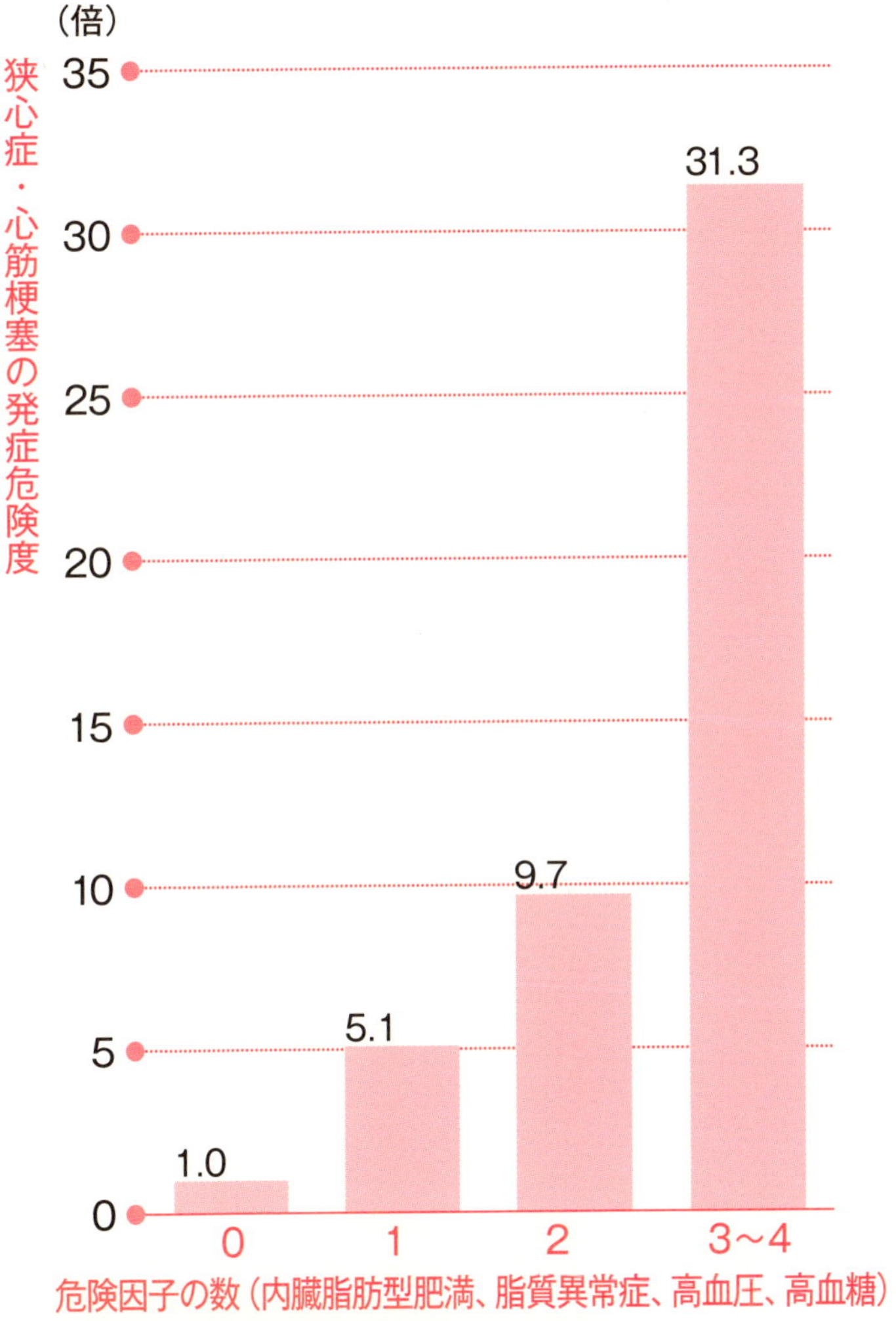


労働省作業関連疾患総合対策研究班調査(2001年)より

## 脂質異常症は動脈硬化から脳梗塞を引き起こす

動脈硬化によって脳の血管に血栓がたまり、血液がその先の脳細胞に流れなくなってしまうのが脳梗塞です。血液が行かなくなった場所によって、さまざまな後遺症を残しますが、太い血管が詰まると運動障害や感覚障害、言語障害が起こりやすく、細い血管が詰まると認知症などの病気を合併しやすくなります。

脳梗塞は通常、予兆を伴って発症します。手足にまひが出た、ろれつが回らない、片側がしびれるなどの症状が現れたらすぐに専門病院に行きましょう。早期に治療すれば、命が助かる確率も高くなり、後遺症が残らなかったり、程度が軽いものですんだりします。

日本人の主な死因を見てみると、やはりトップはがんですが、がんに次ぐ2位は心臓病、3位は脳梗塞などの脳血管疾患となっています。両者はどちらも動脈硬化によって引き起こされる病気です。コレステロールや中性脂肪の異常は、知らないうちに動脈硬化が始まり、ある日突然、脳梗塞で介護を必要とするような事態を招きかねません。

# 脳梗塞の予兆を見逃すな！

脳梗塞に予兆を伴って発症します。
以下のような予兆を感じたら、速やかに専門病院に行きましょう。

- 首が痛い
- めまいがする
- 耳鳴りがする
- 足がふらついて歩きにくい
- ろれつが回らない
- 言葉が出てこない
- 人の言葉が理解できない
- 物が二重に見える
- 片方の目が見えにくい
- 目の前が暗くなる
- 体の片側がしびれる
- 手足にまひやしびれがある
- 食物が一時的に飲み込めない
- 食事中に箸を落とす
- 意識が途切れる

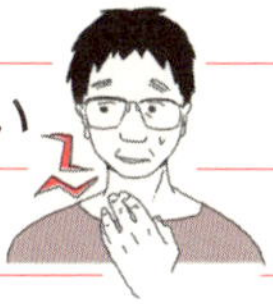

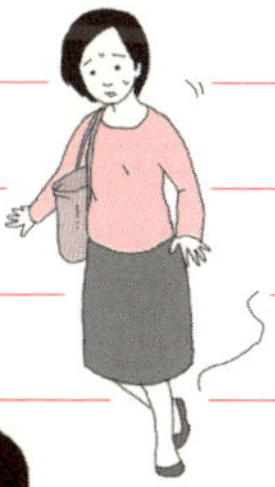

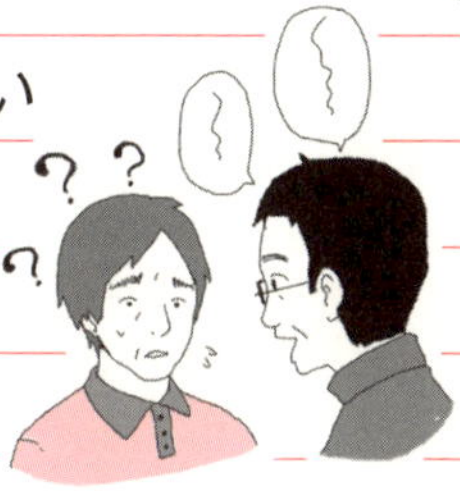

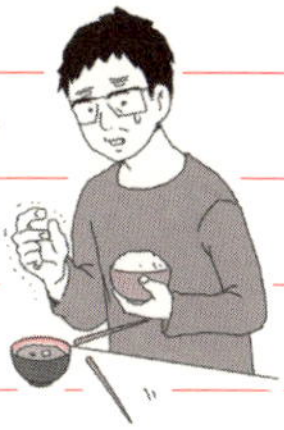

# 動脈硬化が原因でこんな病気も発症する

## ●大動脈瘤・大動脈解離

大動脈瘤とは、大動脈の内壁が動脈硬化によって盛り上がり、血圧に押されてコブのようになった状態をいいます。大動脈とは心臓からつながる直径約3㎝の太い血管です。コブが大きくなって破裂すると、命に危険がおよぶこともあります。

大動脈解離とは、血管の内側の膜が血圧などの刺激で破れて、そこに血液がたまった状態をいいます。大動脈解離は突然発症し、胸や背中に激痛が走ります。そのままショック状態に陥ることもあり、命を落とす危険性が高い病気です。

## ●閉塞性動脈硬化症

手足に流れる細い動脈・末梢血管に動脈硬化が起こり、血流が悪くなる病気です。手より足に起こることが多く、足の冷えやしびれ、歩行時の足の痛みなどの症状が出ます。動脈が完全にふさがってしまうと、その部分が壊死してしまう可能性もあります。

## ●大動脈瘤・大動脈解離と閉塞性動脈硬化症

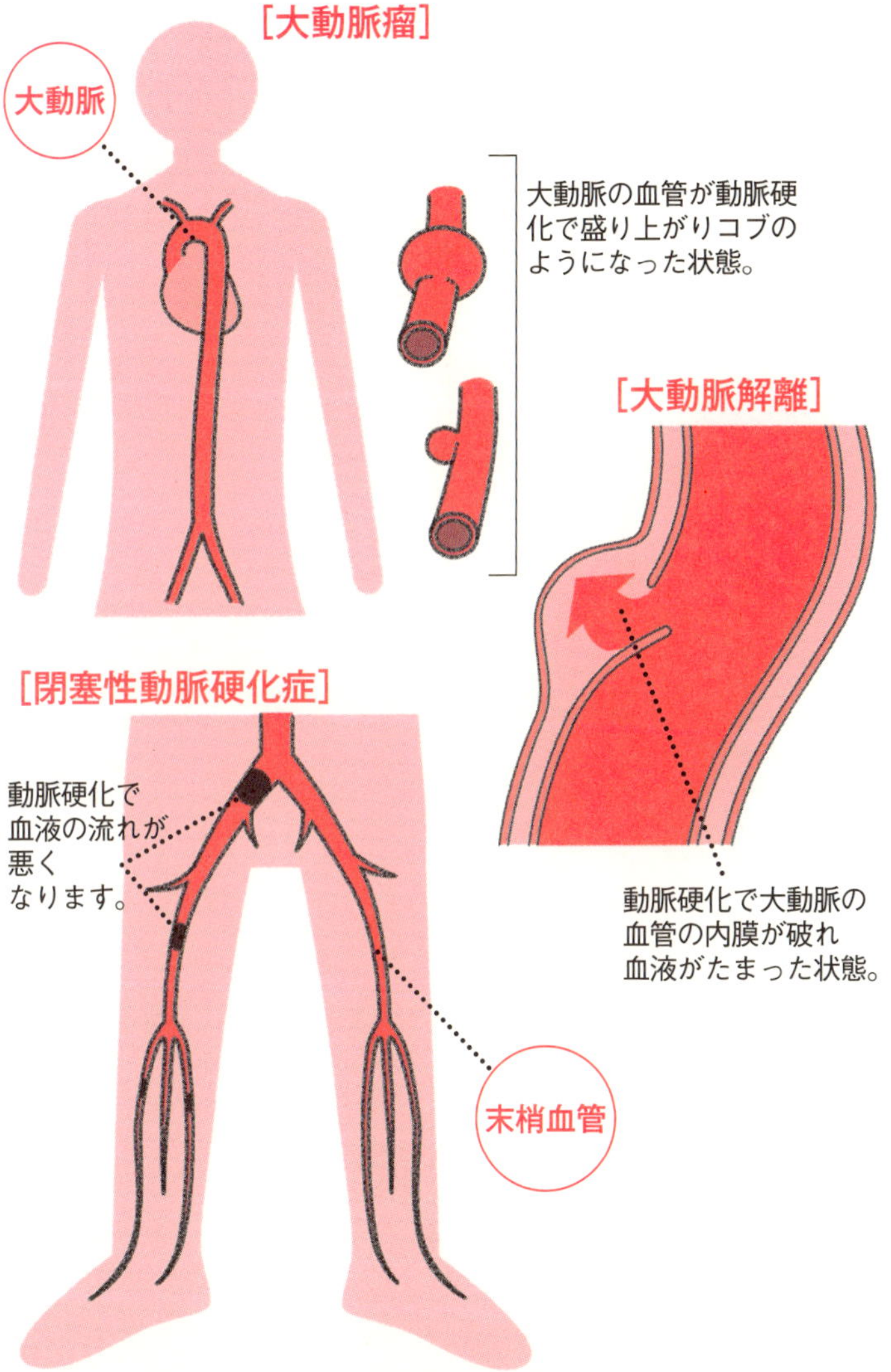
[大動脈瘤]
大動脈
大動脈の血管が動脈硬化で盛り上がりコブのようになった状態。
[大動脈解離]
動脈硬化で大動脈の血管の内膜が破れ血液がたまった状態。
[閉塞性動脈硬化症]
動脈硬化で血液の流れが悪くなります。
末梢血管

# 脂質異常症はこんな病気も引き起こす

## ●すい炎

すい臓は、すい液という消化酵素をたくさん含んだ消化液をつくり、十二指腸に分泌しています。このすい液が、すい臓自身を消化してしまうのがすい炎です。

すい炎の発症リスクを高めるのはお酒ですが、お酒と一緒にコレステロールや中性脂肪の多い食べ物をとっている人に、とくに多く発症することがわかっています。

## ●胆石

胆のうと肝臓などをつないでいる管を胆管といいますが、ここにできる硬い結晶を胆石といいます。

胆石の成分は大きくふたつに分かれますが、そのひとつがコレステロールを主成分とするコレステロール系結石です。原因はやはりコレステロールの過剰摂取、消化しきれなかったコレステロールが結晶化すると考えられています。

## ●すい炎と胆石

**胆石**

胆管にコレステロールが固まり
硬い結晶ができます。
原因はコレステロールの過剰摂取。

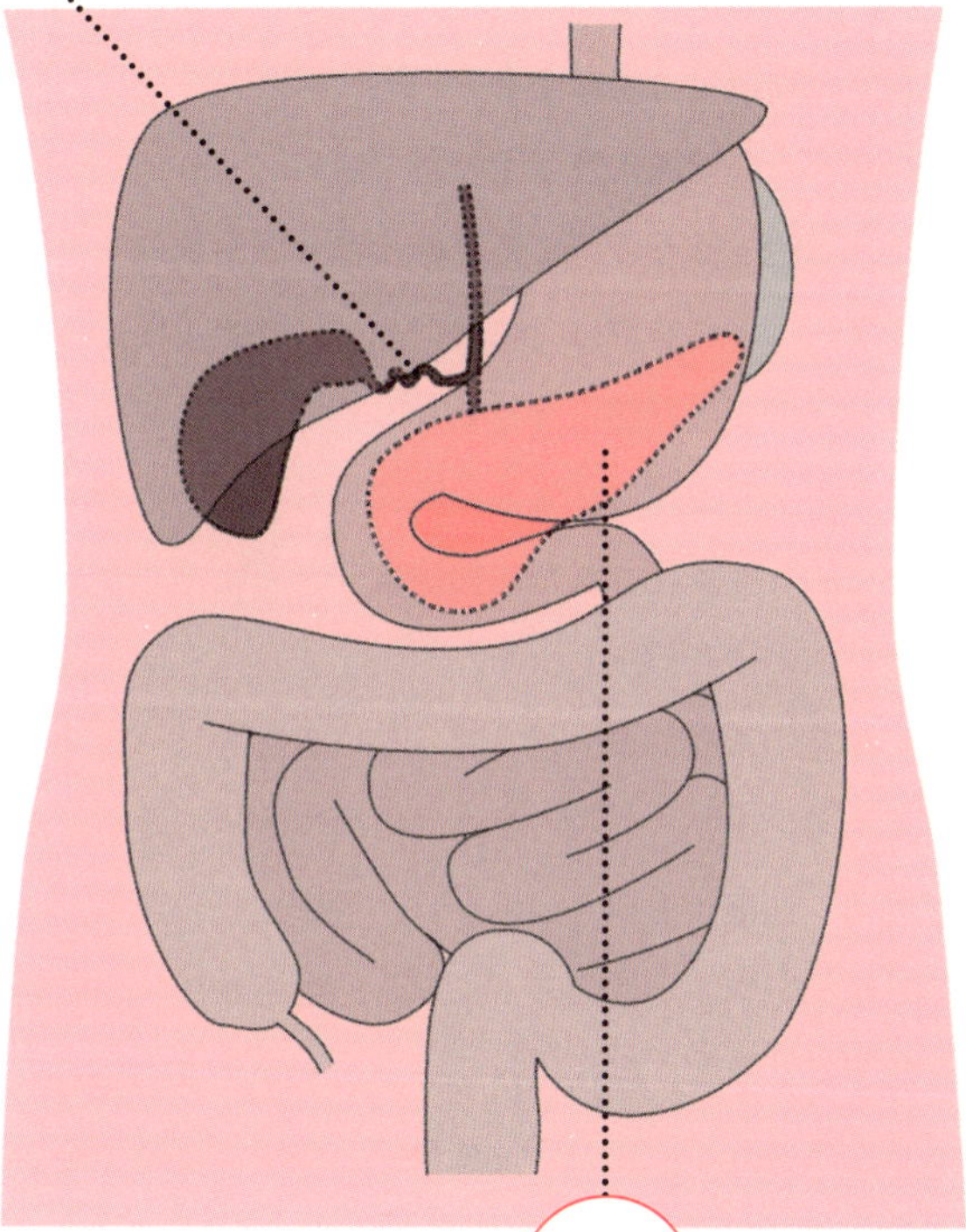

**すい炎**

すい臓がつくるすい液が
すい臓自身を消化してしまいます。
原因はアルコール＋コレステロールや
中性脂肪の多い食べ物。

column 4

## 血液中の活性酸素が体の組織を傷つける

活性酸素は血流とともに全身の組織に送られます。

血液の流れを血液流動性測定装置（ＭＣ《エムシー》－ＦＡＮ《ファン》）で観察していると、茶色っぽく変色して形のゆがんだ白血球を見ることがあります。この白血球は、お互いくっつき合ったり、血小板を巻き込んでだんご状態になったりしています。このように変色変形している白血球は、活性酸素に攻撃された白血球です。活性酸素によって酸化された白血球は、さらにそこから大量の活性酸素を血液中に放出します。

全身の細胞に栄養が十分行き渡っているときは、血液はサラサラと流れています。ところが体内に活性酸素の要因が大量に発生すると、血液がドロドロになり、毛細血管の流れが一時的に滞ってしまいます。このストップした血液が再び流れ始めるような状況になると、酸化に対する抵抗力が急激に落ちて、白血球から生産される大量の活性酸素が、体中の組織を傷つけてしまうのです。

# 第5章

# 食生活でコレステロールや中性脂肪を改善

# コレステロールと中性脂肪を減らすには規則正しい食事が大切

過剰になったコレステロールや中性脂肪をこれ以上増やさないためには、食生活を見直すことが大切です。まずは朝食抜きと夕食時間の改善です。

朝食を抜くと肥満は加速します。食事と食事の間があくと、体が一時的に飢餓状態になり、次に入ってきた食事から、できるだけ栄養を吸収しようとするからです。

夜遅くの食事はふたつの点で肥満の原因となります。ひとつは、夜間には吸収をよくするホルモンが分泌されて、栄養分の吸収がよくなるということ。もうひとつは、睡眠中は昼間に比べエネルギー代謝が低いため、脂肪がたまりやすいということです。

夜遅く食べると翌日食欲がなく朝食が食べられない、そして夜またたくさん食べる。この悪循環を断つためにも、コップ１杯の牛乳でもいいので、朝食は必ずとりましょう。

また、まとめ食いも肥満につながります。肥満解消のコツは、毎日決まった時間に食事をとることです。３食の摂取割合は、朝３、昼４、夜３がちょうどよいバランスです。

## ●朝食欠食の状況

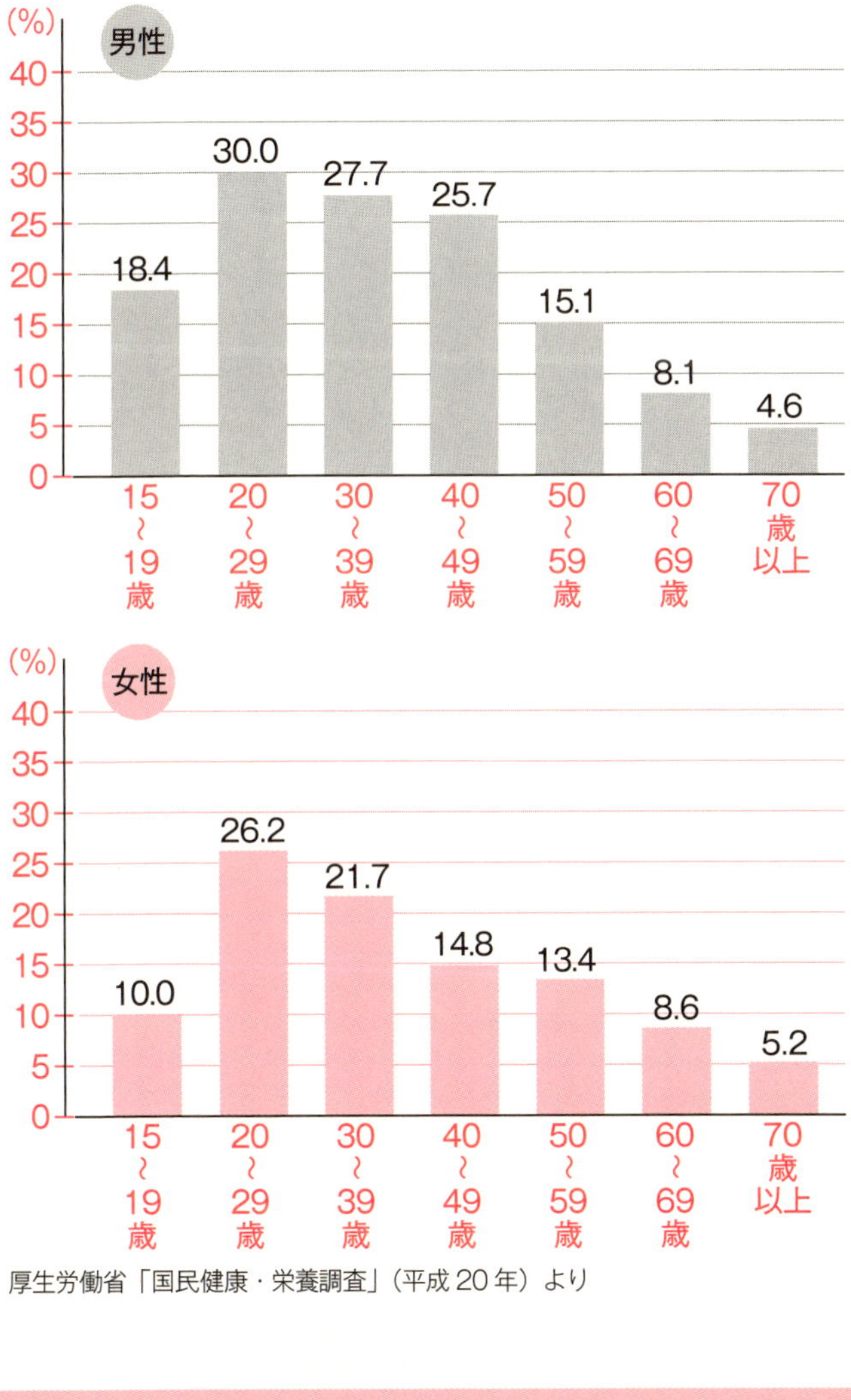


厚生労働省「国民健康・栄養調査」(平成20年)より

# 食事はゆっくりよく噛んで
# 早食いはコレステロールや中性脂肪を増やす

ハイペースで、満腹になるまで食べている人をよく見かけますが、早食いもコレステロールや中性脂肪を増やしてしまいがちな食習慣です。

食べ物を食べると血液中の糖質が増えます。この糖質が脳の満腹中枢を刺激して、満腹感が生まれます。満腹中枢から信号が発せられるのは、通常、食べ始めてから20分後くらいですが、早食いすると、それまでに大量の食べ物をとってしまっていることになります。

よく噛んでゆっくり食事をとるようにしましょう。すると食事の途中で、おなかいっぱいの信号が満腹中枢から発せられるため、食べすぎを防ぐことができます。

もうひとつ、早食いが肥満につながる理由があります。早食いをして一気にたくさんの食べ物をとると、血糖値が急上昇します。すると血糖値を下げるために、すい臓からインスリンというホルモンが大量に発生します。インスリンには摂取したエネルギーを脂肪に変えてたくわえる働きもあるため、脂肪がたまりやすくなるのです。

## ●早食いは避ける

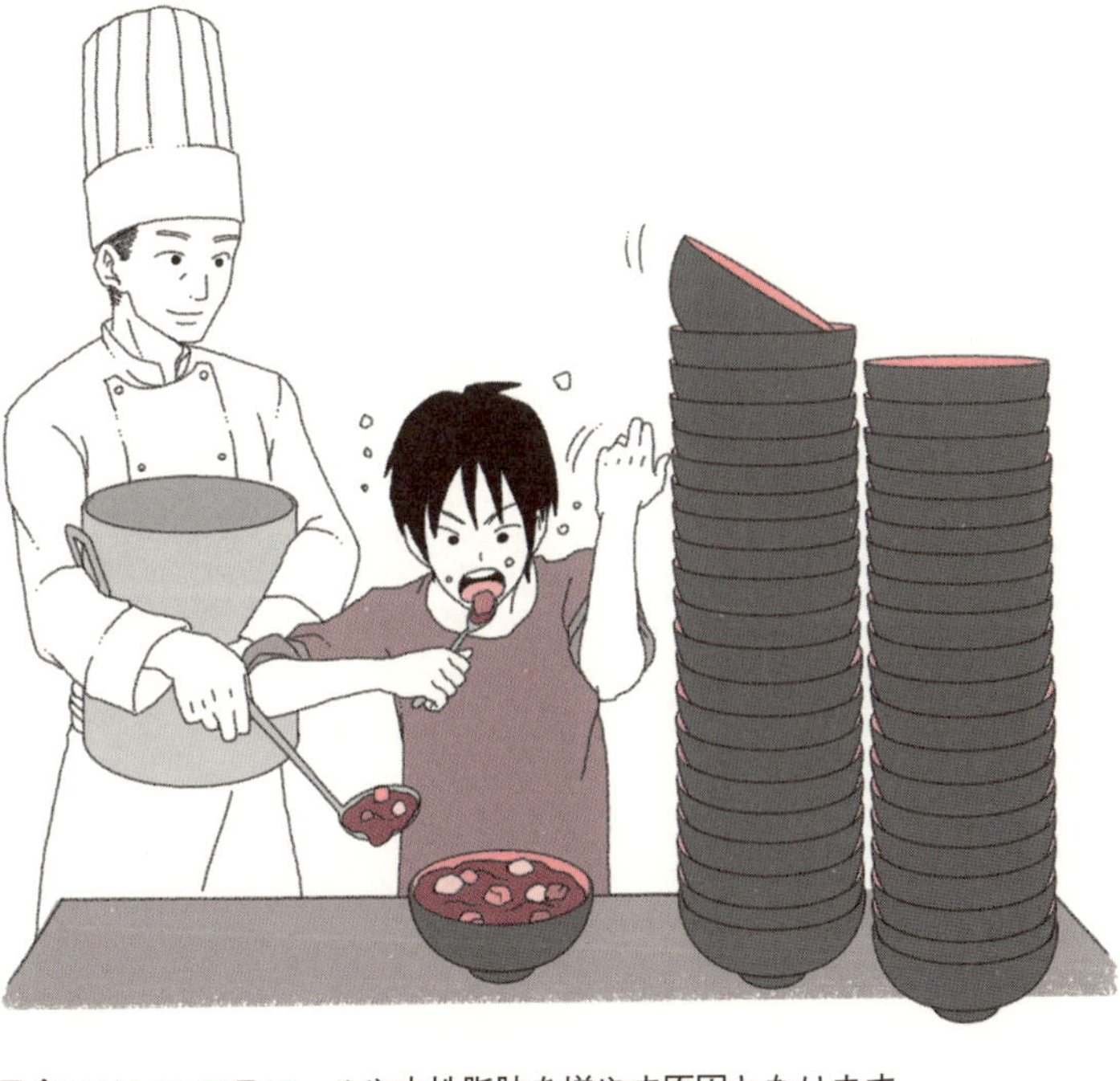

早食いはコレステロールや中性脂肪を増やす原因となります。
よく噛んでゆっくり食事をする習慣をつけましょう。

# コレステロールや中性脂肪を減らすため これも守りたい食事のポイント

食生活の改善には、さらに3つのポイントがあります。

ひとつ目は、食べる順序の工夫です。野菜、海藻類など、カロリーの少ないものを最初に食べます。野菜や海藻類を食べているうちに血糖値が上がり、満腹中枢からおなかいっぱいのサインが出始めます。そのあと主菜、最後に主食のご飯と進めば、カロリーオーバーを防ぐことができます。

ふたつ目のポイントは、〝もったいない〟をやめることです。もったいないといって残り物を食べていると、結局、毎食食べすぎということになってしまいます。残り物は処分する、この習慣が体にこれ以上のコレステロールや中性脂肪をつけないことになるのです。

最後にもうひとつ、自分にとって危険因子となる食べ物は控えましょう。コレステロール値の高い人は、魚卵や干物、肉類など、コレステロールの危険因子を減らします。中性脂肪値の高い人は、お酒や甘いもの、果物などをできるだけ控えるよう心がけましょう。

## ●危険因子の食べ物に注意

### [コレステロール値の高い人が注意する食品]

#### コレステロール値を上げる食品

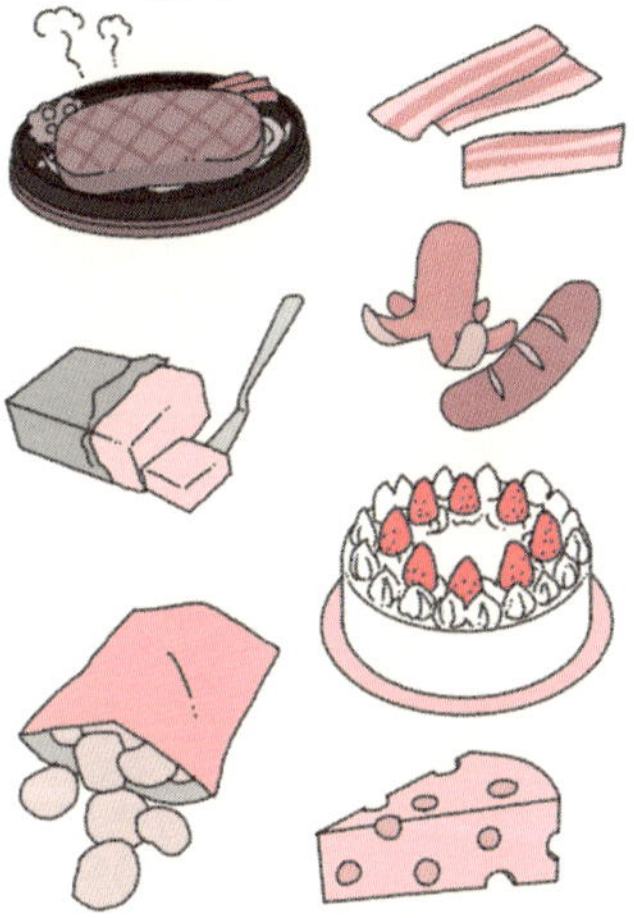

#### コレステロールを多く含む食品

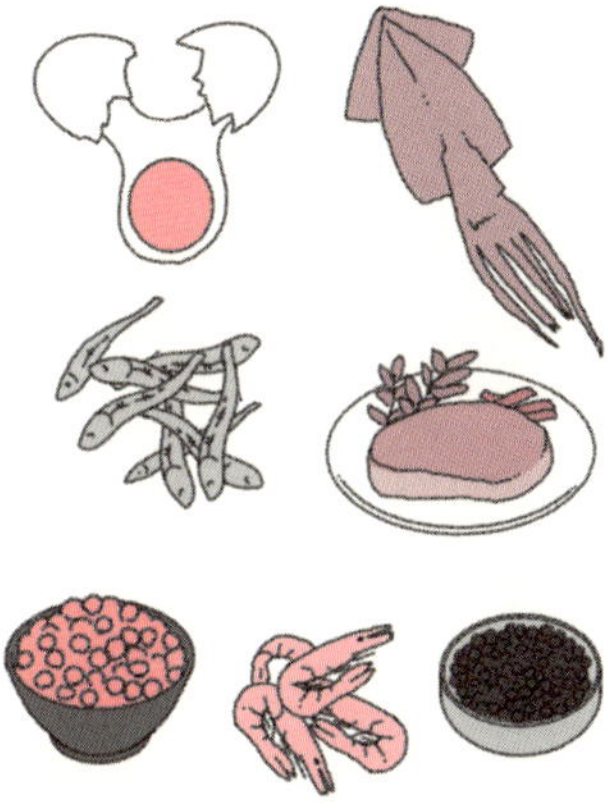

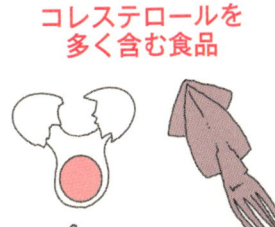

### [中性脂肪値の高い人が注意する食品]

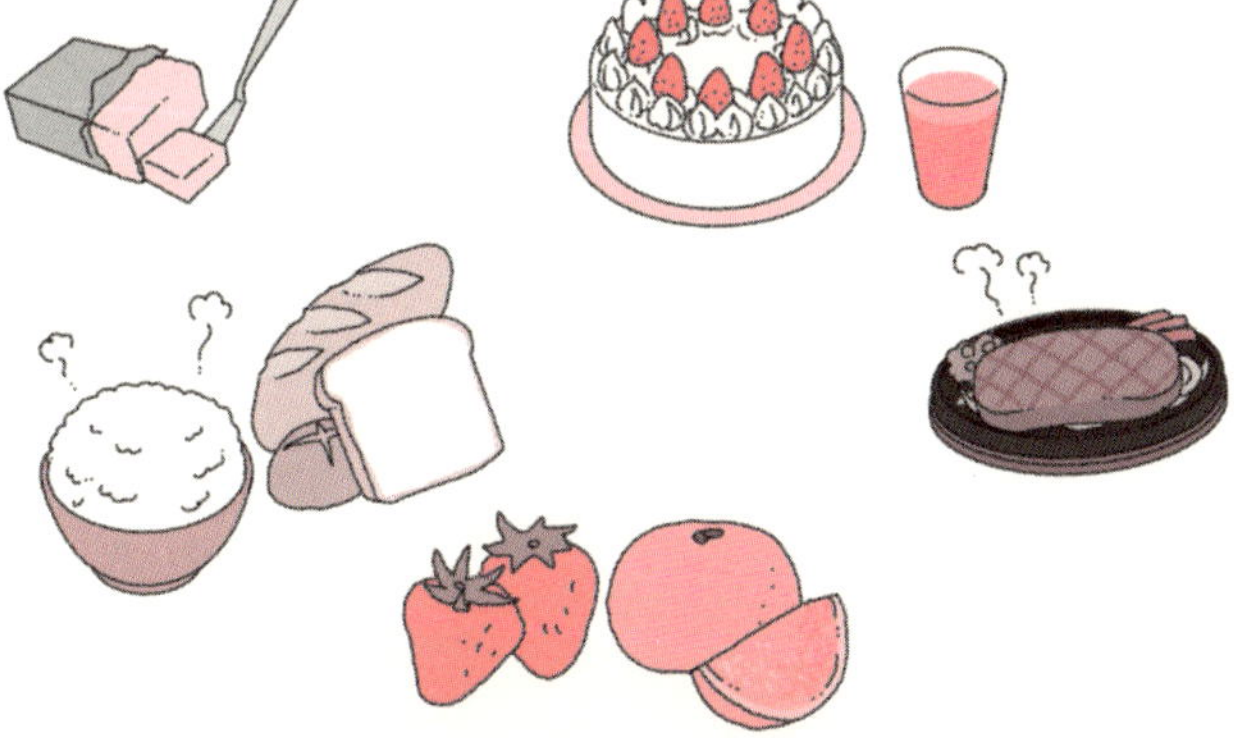

# 食生活の問題を探るため毎日つけよう食事日記

食生活の改善は、自分の食生活のどこに問題があるかを、見極めることが大切です。そのためには、食事日記をつけることをおすすめします。

食事日記には、毎食の食事の内容はもちろん、間食、飲料など、口に入れたものはすべて、時間や場所とともに書き込んでいきます。書き込んでいくと、自分の食習慣のクセがわかります。たとえば、朝食抜きのことが多い、頻繁に間食をする、夜10時以降食べているなどです。

その中から一番大きな問題だと思う点を、当面の目標として設定します。「朝食は必ずとる」「間食をしない」といったことです。このように目標を具体的にすることが、実際の食生活の改善につながります。第一の目標を達成したら、次の目標に進みます。

さらに、カロリーブックと照らし合わせてカロリーを計算し、自分が1日にどのくらい食べているかを把握できるようになれば完璧です。

## ●食事日記をつける

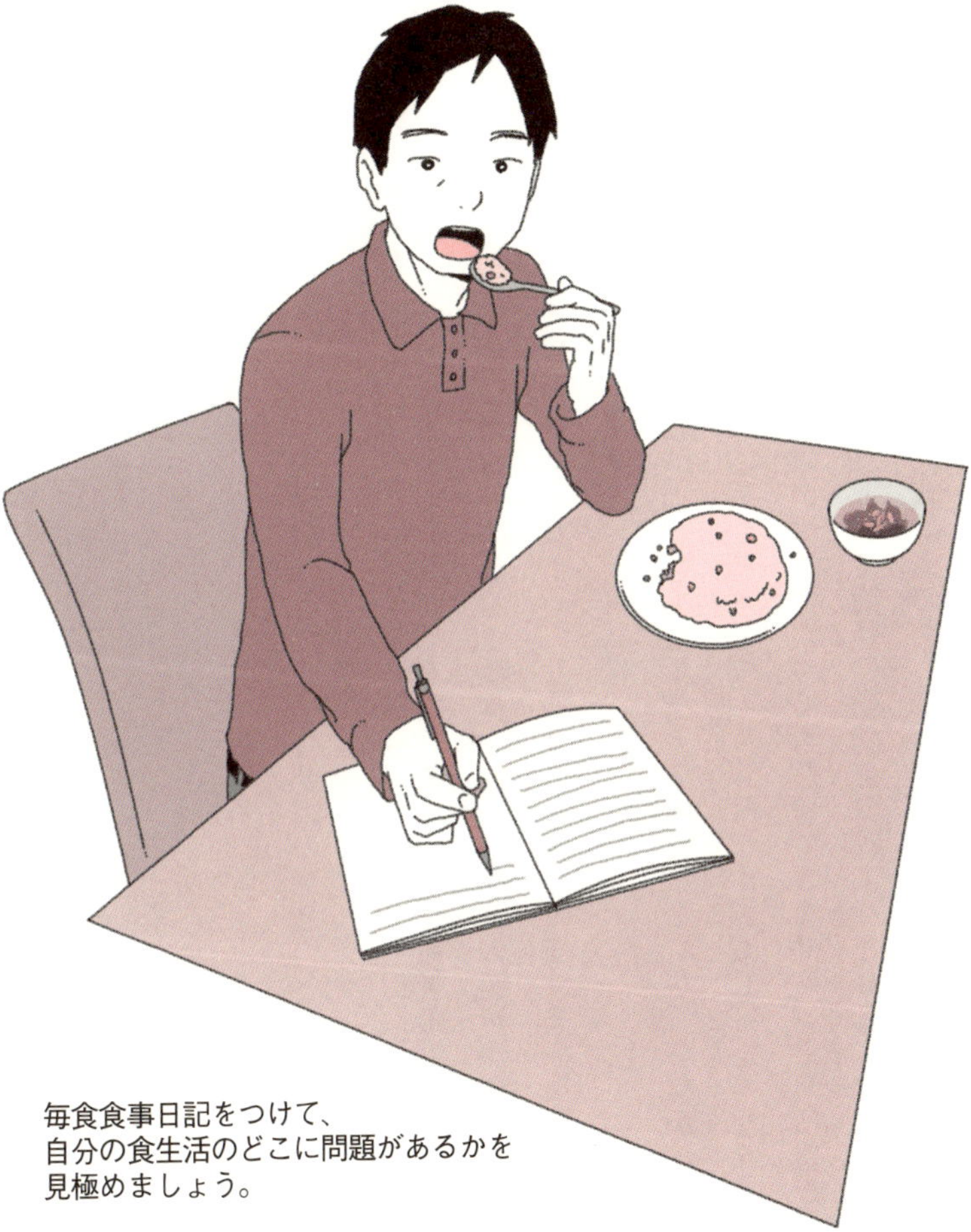

毎食食事日記をつけて、
自分の食生活のどこに問題があるかを
見極めましょう。

# 冷たい飲み物が内臓脂肪の原因に コールドドリンク症候群

冷たいものを頻繁に飲むことが、内臓脂肪をため込む要因のひとつとなります。これをコールドドリンク症候群と名づけました。

冷たいものを飲むと、血管が縮まって血流が悪くなります。また血管の中を流れる血液の温度が下がります。血液の中にはコレステロールや中性脂肪などの脂質が含まれていますが、この脂が冷えて固まり、血液をドロドロにします。こうしてますます血流が悪くなり、各臓器の細胞の代謝を悪くします。

飲み物を飲んだあとの消化・吸収活動でもエネルギーを消費しますが、おなかが冷やされて代謝が悪くなっていると、この活動が低下して、カロリーが消費しにくくなります。この状態が長く続くと、内臓脂肪はいつまでたっても燃焼できません。さらに胃が常に冷やされていると、体が胃袋を守ろうとして周りに脂肪をつけようとします。

冷たいものを頻繁に飲む習慣は、肥満防止のためには改めたほうがよいでしょう。

## ●コールドドリンク症候群

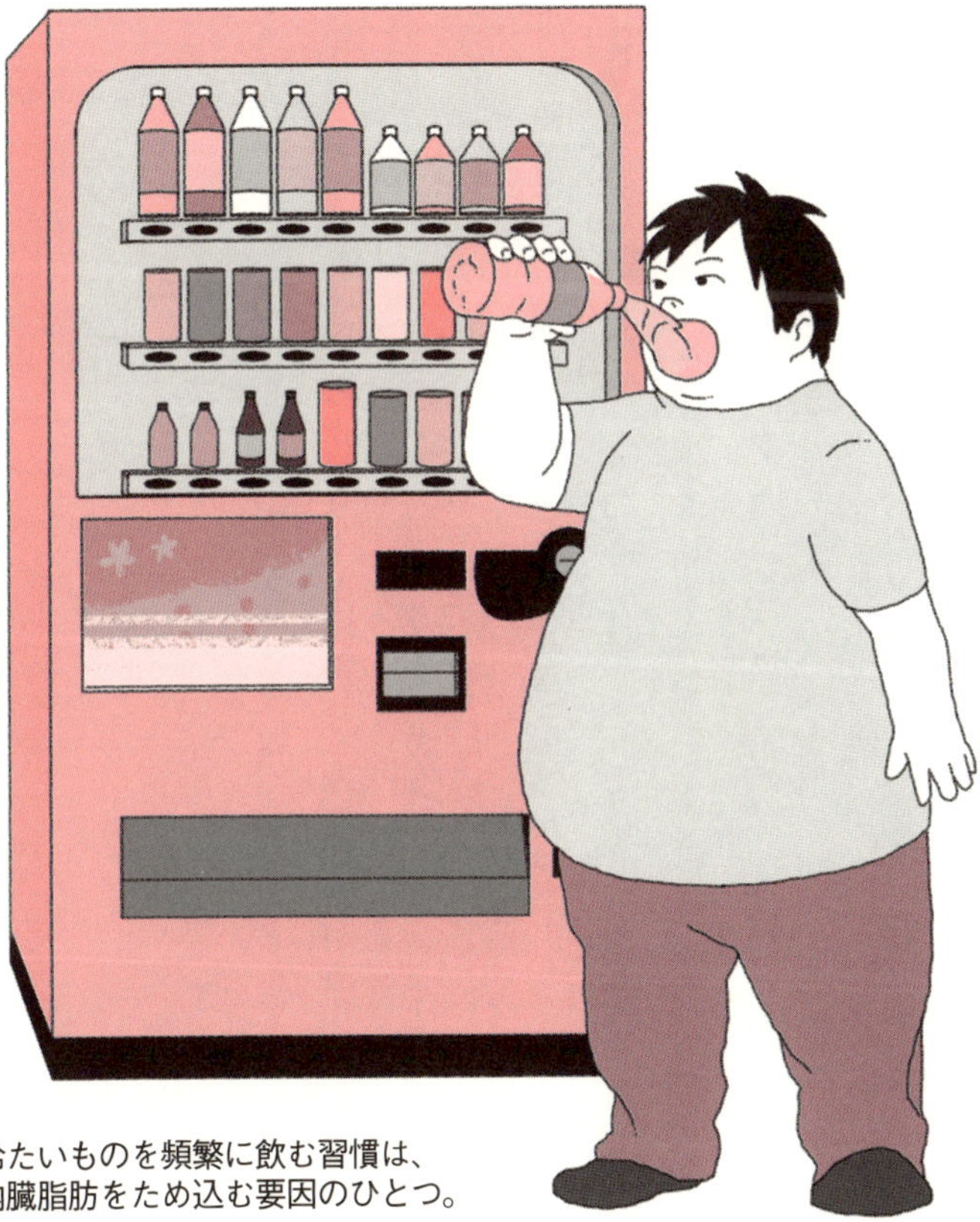

冷たいものを頻繁に飲む習慣は、
内臓脂肪をため込む要因のひとつ。

# コレステロールや中性脂肪改善のため 自分の適正摂取エネルギーを知る

健康的にコレステロール値や中性脂肪値を改善するには、自分にとって適正なエネルギーの量を知り、毎日とっている食事のカロリーと比較してみる必要があります。まず、自分は毎日どれくらいのエネルギーが必要なのか知っておきましょう。

1日に必要なエネルギー量の計算方法はいくつかありますが、ここでは「体重1kgあたりの基礎代謝量×体重×生活活動強度指数」を使う方法を紹介します。

基礎代謝量には個人差がありますが、左の表「体重1kgあたりの基礎代謝量」を目安にしてください。また、その人がどんな生活や仕事をしているかによって、消費するエネルギー量は違ってきます。それを4段階に分類したのが、左の表「生活活動強度」で、それぞれの強度に合わせた指数が表示されています。

1日に必要なエネルギー量と1日の食事のカロリーを比べます。収支のバランスがとれるよう、食事と運動を組み合わせて生活を改善していきましょう。

## ●体重1kgあたりの基礎代謝量 (単位：kcal)

| 年齢 | 男性 | 女性 |
|---|---|---|
| 12～14歳 | 31.0 | 29.6 |
| 15～17歳 | 27.0 | 25.3 |
| 18～29歳 | 24.0 | 23.6 |
| 30～49歳 | 22.3 | 21.7 |
| 50～69歳 | 21.5 | 20.7 |
| 70歳以上 | 21.5 | 20.7 |

厚生労働省
「日本人の食事摂取基準 2005年版

## ●生活活動強度

| 生活活動強度 | 指数 | 例 | 時間 | 内容 |
|---|---|---|---|---|
| 1（低い） | 1.3 | 安静<br>立つ<br>歩く<br>速歩<br>筋運動 | 12<br>11<br>1<br>0<br>0 | 散歩、買い物などゆっくりしたペースで1日1時間程度の歩行のほかは、大部分が座位、または横になって読書、勉強、談話、テレビ視聴、音楽鑑賞などをしている場合。 |
| 2（やや低い） | 1.5 | 安静<br>立つ<br>歩く<br>速歩<br>筋運動 | 10<br>9<br>5<br>0<br>0 | 通勤・通学などで1日2時間程度、歩いたり、電車・バスに乗る。仕事の大部分は座って行う事務系だが、接客、家事など立って行う業務・作業もある。 |
| 3（適度） | 1.7 | 安静<br>立つ<br>歩く<br>速歩<br>筋運動 | 9<br>8<br>6<br>1<br>0 | 生活活動強度2にあたる人が1日1時間程度、速めのウオーキングなど比較的強い運動を行っている場合。また、業務の大部分を立って行う人が、1日1時間程度、農作業など比較的活動強度の高い作業に従事している場合。 |
| 4（高い） | 1.9 | 安静<br>立つ<br>歩く<br>速歩<br>筋運動 | 9<br>8<br>5<br>1<br>1 | 1日のうち1時間程度は激しいトレーニングや、木材の運搬など筋肉を多くを使う強い作業に従事している場合。 |

●1日に必要なエネルギーの計算

**体重1kgあたりの基礎代謝量×体重×生活活動強度指数**

厚生労働省「第6次改定　日本人の栄養所要量」より

# 血糖値が上がると脂肪が蓄積<br>ＧＩ値で血糖値をコントロール

食べ物を食べて血糖値が急激に上がると、インスリンも大量に分泌され、脂肪がどんどん蓄積されていきます。内臓脂肪を増やさないためには、インスリンをあまり働かせないこと。そのためには、血糖値を上げないほうがいいということになります。

そこで活用したいのが、グリセミック・インデックス（ＧＩ）。食品のＧＩ値を利用して、食事中の血糖値の上がり方をコントロールする方法です。

ＧＩ値とは、食べたときの血糖値の上がるスピードを、食品ごとに数値化したもので、ブドウ糖の水溶液を飲んだときの数値を１００として算出しています。

ＧＩ値が高い食品ほど体の中で糖質が早く吸収され、血糖値の上がるスピードが速くなり、低い食品ほど血糖値はゆっくりと上がります。

血糖値の急激な上昇を防ぐためには、ＧＩ値の低い食品を食べることです。左の表を参考に、ＧＩ値の低い食品を選んでください。

## ●おもな食品のGI値

### ●主食（ご飯・パン・麺類）

| | |
|---|---|
| フランスパン | 93 |
| 食パン | 91 |
| 精白米 | 84 |
| うどん（生） | 80 |
| スパゲッティ | 65 |
| 小麦粉（薄力粉） | 60 |
| そば（生） | 59 |
| 玄米 | 56 |
| 小麦粉（強力粉） | 55 |
| 春雨 | 32 |

### ●野菜・いも類

| | |
|---|---|
| じゃがいも | 90 |
| にんじん | 80 |
| かぼちゃ | 65 |
| さつまいも | 55 |
| ごぼう | 45 |
| 玉ねぎ | 30 |
| 長ねぎ | 28 |
| 大根 | 26 |
| にら | 26 |
| なす | 25 |
| ブロッコリー | 25 |
| ほうれん草 | 15 |

### ●肉・魚介類

| | |
|---|---|
| ちくわ | 55 |
| 牛肉（レバー） | 49 |
| ベーコン | 49 |
| 豚肉（レバー） | 48 |
| 牛肉（ロース、もも、ひき肉） | 46 |
| 鶏肉（レバー） | 46 |
| ハム、ソーセージ | 46 |
| 牛肉（サーロイン、ヒレ、ばら、タン） | 45 |
| 豚肉（ロース、もも、ばら、ひき肉） | 45 |
| 鶏肉（ささみ、もも、むね、ひき肉） | 45 |
| 羊肉（ロース） | 45 |
| いわし | 40 |
| さば | 40 |
| さんま | 40 |

### ●果物

| | |
|---|---|
| パイナップル | 65 |
| すいか | 60 |
| バナナ | 55 |
| メロン | 41 |
| りんご | 36 |
| レモン | 34 |
| みかん | 33 |
| いちご | 29 |

### ●乳製品・卵

| | |
|---|---|
| 生クリーム | 39 |
| チーズ | 32～31 |
| バター | 30 |
| 鶏卵 | 30 |
| 牛乳 | 25 |
| ヨーグルト | 25 |

### ●菓子

| | |
|---|---|
| キャンディー | 108 |
| チョコレート | 91 |
| ドーナッツ | 86 |
| ケーキ | 82～75 |
| アイスクリーム | 65 |
| ポテトチップス | 60 |
| プリン | 52 |

### ●飲料

| | |
|---|---|
| ココア | 47 |
| コーラ | 43 |
| オレンジジュース（100%） | 42 |
| スポーツドリンク | 42 |
| ビール | 34 |
| ワイン | 32 |
| コーヒー、紅茶、日本茶 | 10 |

ＴＮヘルスプロジェクト／永田孝行より

# コレステロールと中性脂肪の改善は〝オサカナスキヤネ〟を食べること

コレステロール値や中性脂肪値を下げるため、食生活がいかに大切かわかっていただけたと思います。

では具体的に何を食べればいいのでしょうか。それは、お茶、魚、海藻、納豆、酢、きのこ、野菜、ねぎの8品目。食品の頭の文字を並べて、「オサカナスキヤネ」と覚えましょう。そう「お魚、好きやね！」です。「オサカナスキヤネ」の食事は栄養バランスがよく、血中脂肪をためにくい体にすることができます。

こうして並べてみると、とくにめずらしい食品はひとつもなく、むしろ日本人が昔から食べてきた、和食の献立に出てくる食べ物ばかりです。

この8品目は、できれば毎日食事に取り入れたい食品です。毎日が無理なら3日単位で考えて、8品目をとるよう心がけてください。続けることが肝心です。

各食品の説明や効能は、「オサカナスキヤネ＋α 手作りレシピ」で紹介しています。

## “オサカナスキヤネ”はこの食品

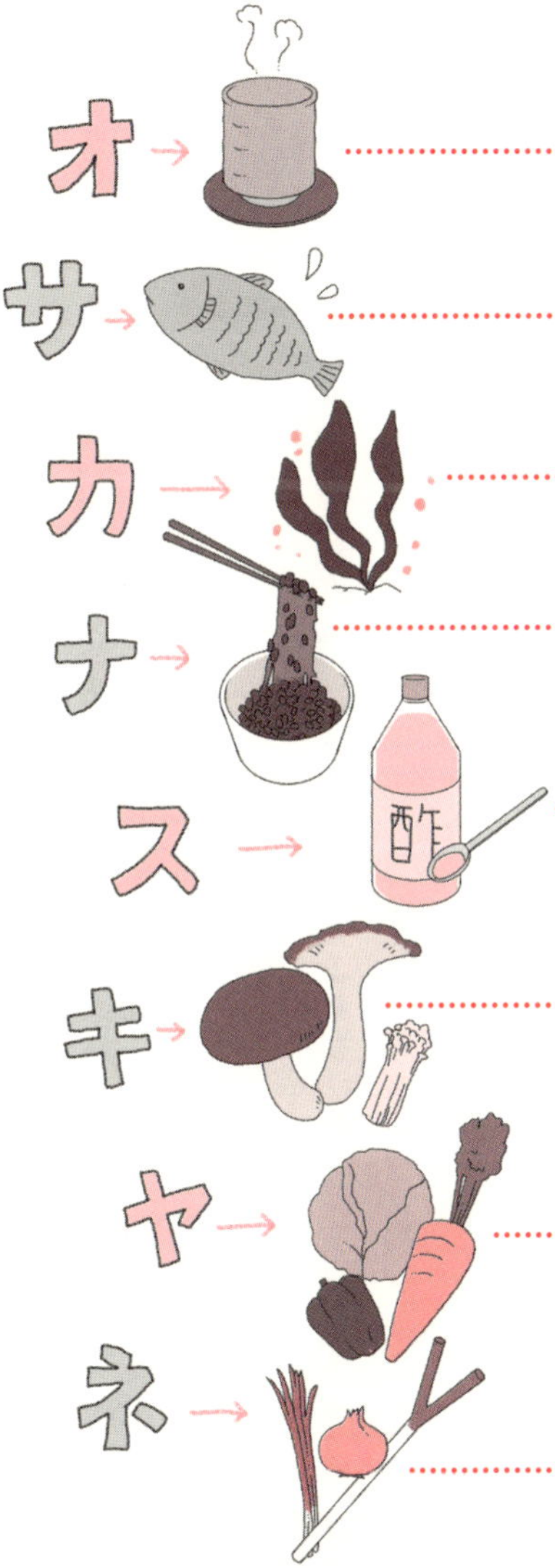


カテキンという渋み成分が
肥満の予防・解消に
効果があります。

青背魚のEPAとDHAが
血中脂肪を減らしてくれます。

豊富に含まれるミネラルが
血圧や血糖値を調えます。

納豆独自の
ナットウキナーゼは
血栓を溶かす作用があります。

酸味のもとである
クエン酸が血液の流れを
よくしてくれます。

食物繊維が余分な
腸内コレステロールを
体外に排出します。

β-カロテン、
ビタミンC、ビタミンEの
三大抗酸化ビタミンが
活性酸素を除去します。

刺激臭のもとアリシンが
コレステロールを
調整してくれます。

# 中性脂肪を増やすのは脂質ではなく炭水化物

体内でエネルギーとなる三大栄養素は、バランスよくとる必要があります。理想とされるのは、炭水化物を60%、たんぱく質を15~20%、脂質を20~25%という割合です。ただし炭水化物は、知らぬ間にとりすぎていることが多いので注意が必要です。

実は、脂肪肝になりやすいのは、脂質より炭水化物だったのです。従来、脂肪肝の原因は、肥満、糖尿病、お酒の飲みすぎとされてきました。しかしそれでは説明のつかない脂肪肝が昔から存在していました。原因として浮かび上がったのが、糖質のとりすぎです。とくに果物に含まれる果糖と砂糖に含まれるショ糖が元凶だったのです。炭水化物のなかでも果糖やショ糖は、でんぷんに比べ脂肪になりやすいのです。この違いはそれぞれの糖の分子の大きさ、つまり吸収される速さによると思われます。果糖やショ糖は、小腸から吸収されてすばやく肝臓に入り、中性脂肪として合成されます。

炭水化物というとでんぷんを考えがちです。しかし実は果物や砂糖も炭水化物なのです。

## 果物やお菓子類も炭水化物

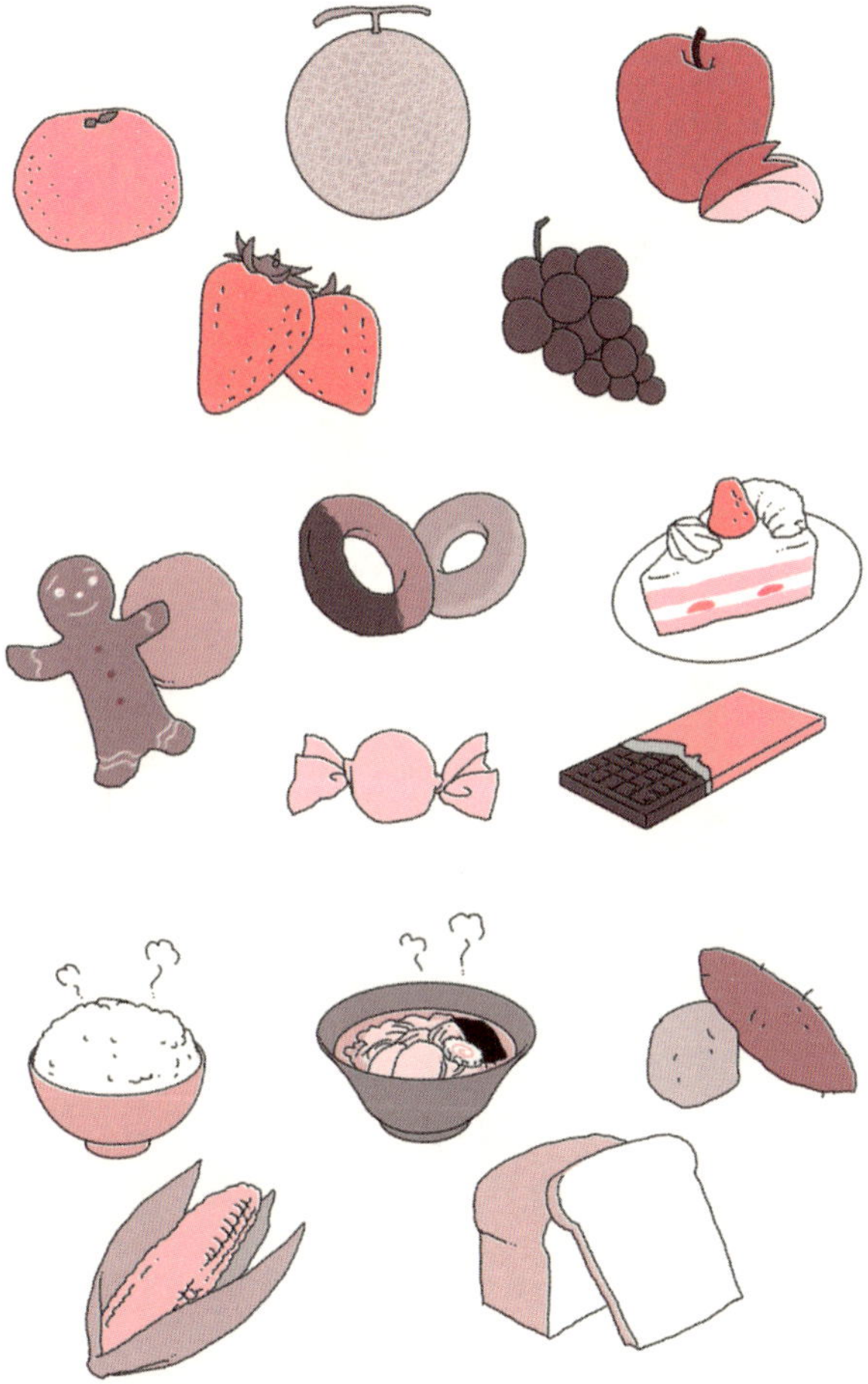

炭水化物というと穀物を考えがちですが、
実は果物やお菓子類も炭水化物なのです。

# 脂質の量は50年前に比べ3倍
# 脂肪のたまりにくい脂質をとろう

内臓脂肪型肥満は、これからも増加が予想されます。その原因として指摘されるのが、脂質摂取量の増加です。もちろん脂質は生きていくうえでなくてはならない重要な栄養素です。体のすべての細胞膜やいろいろなホルモンの材料は、脂質に含まれるコレステロールでつくられます。しかし脂質をとりすぎると内臓脂肪がたまりやすくなり、メタボリックシンドロームから動脈硬化に進みます。

左の表は、50年前と現在の日本人が、1日の食事からとっている脂質の摂取量の推移を表したものです。比較してみると、脂質をとっている量が約3倍に増えていることがわかります。食生活の欧米化に伴って、私たちは50年前に比べ、はるかに脂の多い食べ物を日常とっているのです。私たちの食生活は、急速に脂肪のたまりやすい方向に進んでしまったのです。これからは、不飽和脂肪酸など脂肪のたまりにくい良質な脂質を、意識して控えめにとることが必要な時代なのです。

## ●脂質摂取量の推移

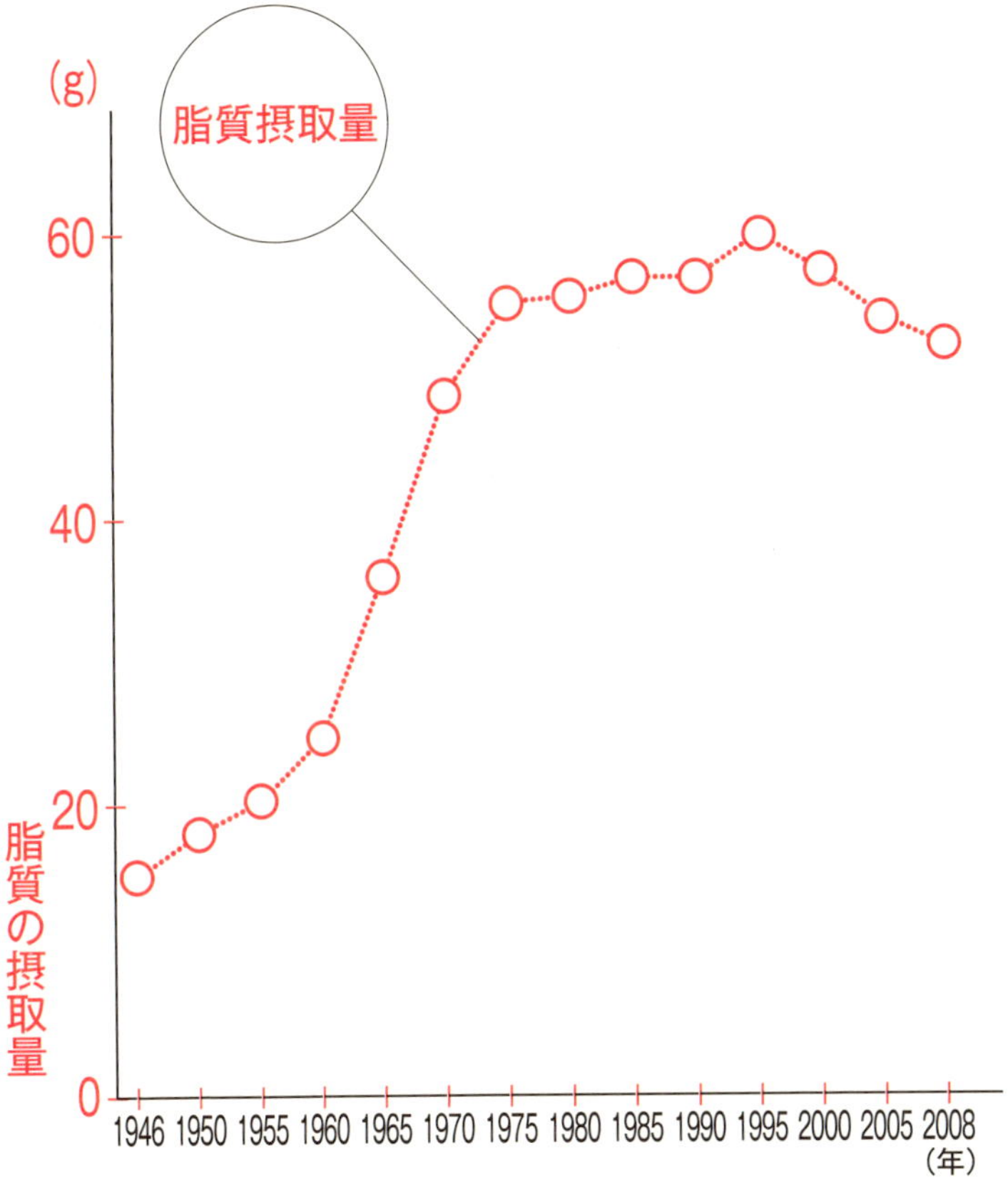


厚生労働省「国民健康・栄養調査」より

# 部位を選んで脂質を減らし良質なたんぱく質を上手にとる

炭水化物、脂質とともに、３大栄養素といわれるたんぱく質は、脂肪を燃やす焼却炉である筋肉の材料、欠かすことのできない栄養素です。

たんぱく質は20種類のアミノ酸から構成されていますが、そのうちの9種類は体内でつくることができません。食べ物でとることが必要です。

たんぱく質の重要な供給源は、肉、魚、卵など。ただし注意したいのは、脂質のとりすぎです。そこで肉や魚は、部位の選び方に一工夫凝らします。

牛肉なら脂ののった霜ふり肉より赤身肉を、豚肉も三枚肉ではなくロースかもも肉にします。鶏肉のおすすめは、むね肉やささみです。

魚についても同じです。刺身ならトロよりも赤身、赤身よりも白身を選びます。

たんぱく質に含まれるアミノ酸は、ひとつの食品からとるよりも、いろいろな食品からとったほうがよいとされています。脂質の少ないたんぱく質をバランスよくとりましょう。

## ●たんぱく質の上手なとり方

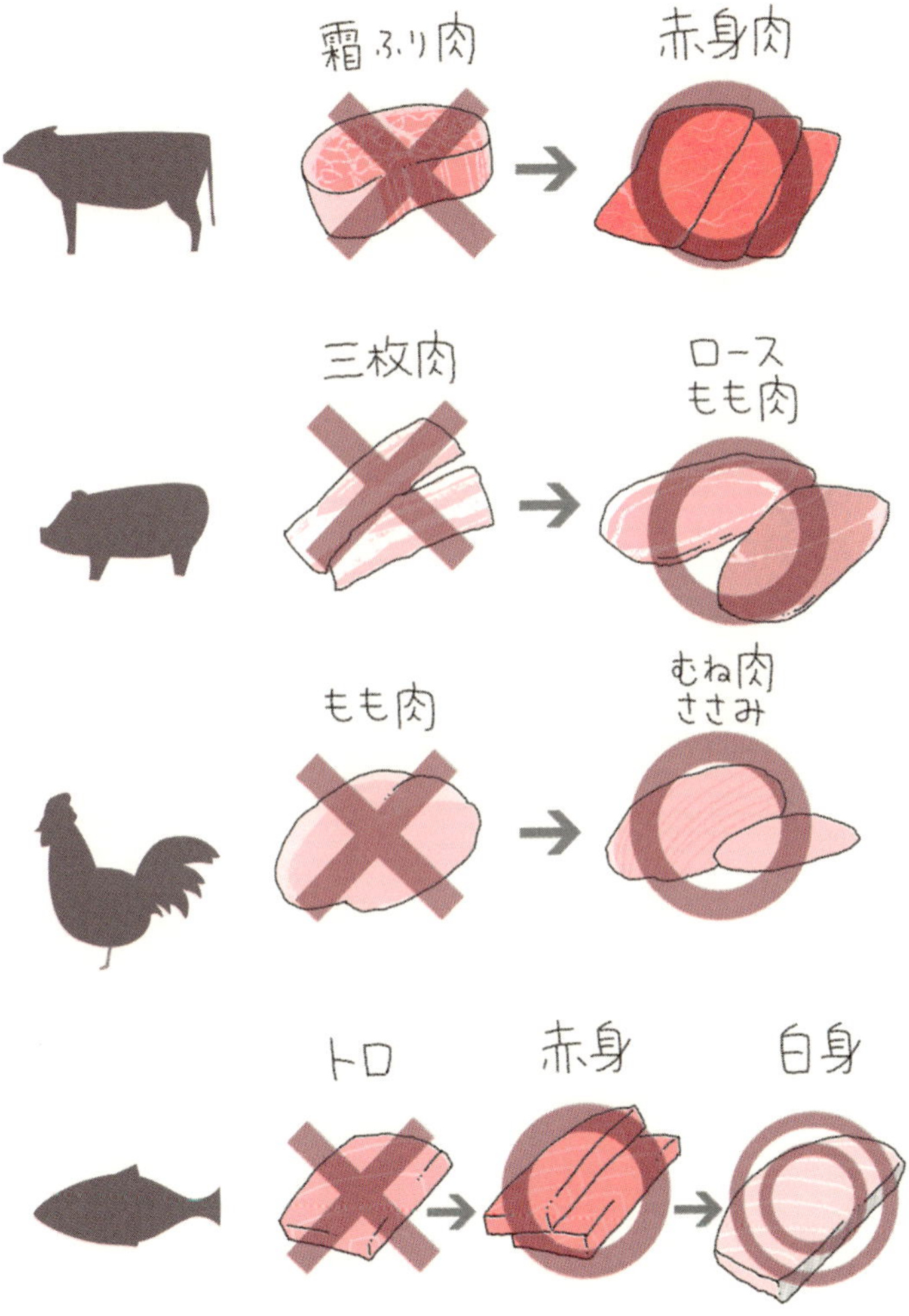

# 食物繊維は不足しがちな栄養素
# 水溶性と不溶性をバランスよく摂取する

食物繊維には、便秘の予防・解消や腸内の善玉菌の増殖、食べ物の中の有害物質を体外へ排出するなどの働きがありますが、腸内で余分な脂質や糖質などをとり込み、便として排出する作用もあります。

食物繊維には、水に溶ける水溶性と水に溶けない不溶性の2種類があり、それぞれ異なる働きをしています。コレステロールや中性脂肪などの脂質を排出する作用があるのは、海藻やこんにゃく、寒天などに多く含まれる水溶性のほうです。

食物繊維を多く含む食品は、総じて低カロリー。しかも食物繊維が体内で水分を吸収して膨らむため、満腹感が得やすく、食べすぎ防止の効果もあります。食物繊維を多く含む食品は、野菜、海藻、きのこ、いも類、穀類、大豆・大豆製品などがあげられます。

食物繊維は日本人に不足している栄養素です。普段から意識してとるようにしましょう。食物繊維をとるときは、水溶性と不溶性の両方をバランスよく摂取することが大切です。

## ●水溶性食物繊維と不溶性食物繊維

### 水溶性食物繊維

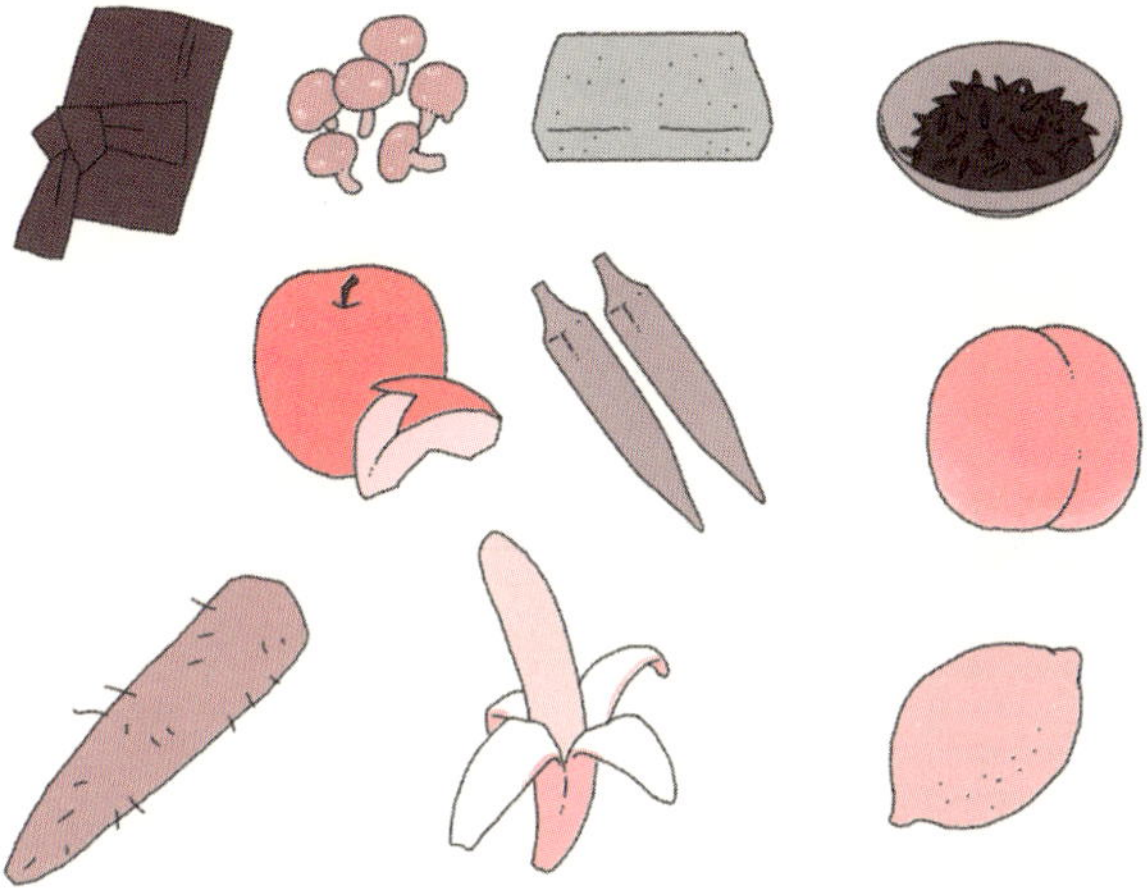

### 不溶性食物繊維

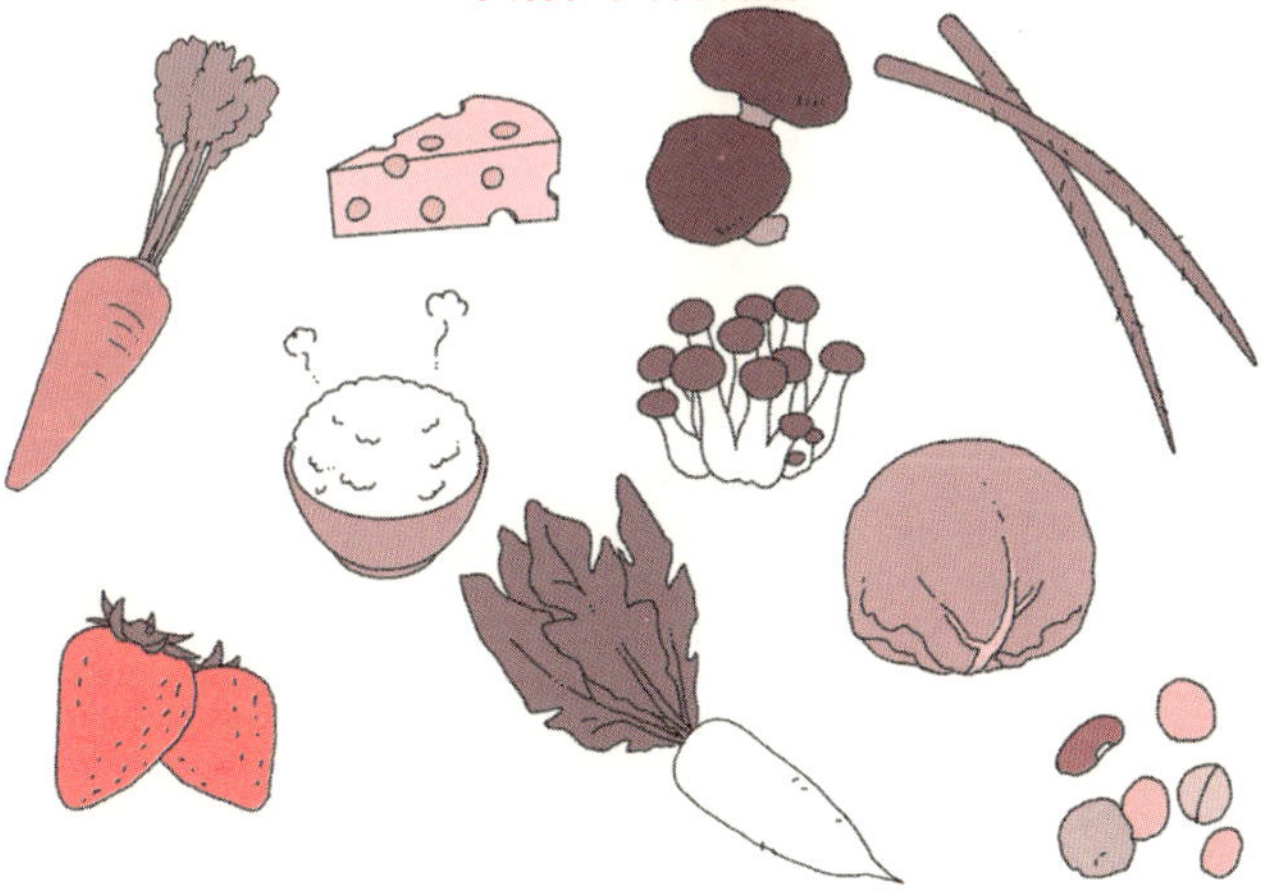

# 三大抗酸化ビタミンは活性酸素の掃除人

活性酸素の害が、最近注目されるようになってきました。しかし私たちは、活性酸素の存在を知るずっと以前から、ごく自然にその害から身を守るすべを知っていました。それが毎日の食事からとっている抗酸化物質です。

野菜や果物に含まれているビタミンCやビタミンE、緑黄色野菜の天然色素であるカロチノイドやアントシアニン、大豆の胚芽に含まれるイソフラボン、お茶に含まれるカテキンなどが、抗酸化物質の代表的なものです。

とくにβ-カロテン、ビタミンC、ビタミンEの三大抗酸化ビタミンには、活性酸素を除去して、脂質異常症や動脈硬化の進行を防ぐ働きがあります。これらは活性酸素の掃除人（スカベンジャー）とも呼ばれ、常に活性酸素の恐怖にさらされている現代人には、欠かせない物質となっています。

抗酸化ビタミンを摂取するには、サプリメントという方法もありますが、なるべく毎日

## ●β－カロテンを多く含む野菜

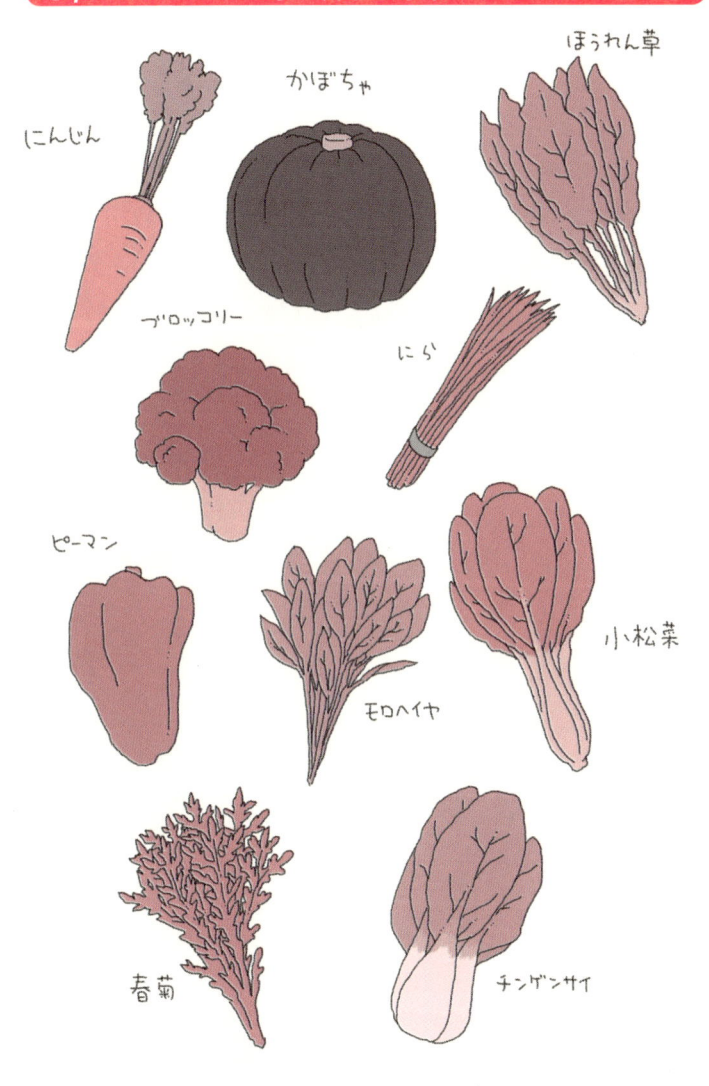

の食事のなかでとるよう心がけてください。食品にはビタミンだけでなく、食物繊維やミネラルなど、いろいろな成分が含まれているので、特定の成分の作用だけが強くなることはありません。食品にはとりすぎによる副作用の心配がなく、安全の幅が広いといえます。しかし忙しくて食事が偏ったときや、強いストレスを感じたときなどは、サプリメントで抗酸化物質を補うことも一案です。

## ●β-カロテン

カロチノイドという色素成分の一種。体内にとり込まれると、必要に応じてビタミンAに変わり、強い抗酸化力を発揮します。また、皮膚や粘膜を丈夫にして免疫細胞の働きを活性化します。

とくに緑黄色野菜には、β-カロテンが豊富に含まれています。1日5～6㎎を目安に摂取しましょう。加熱による損失が少ないので油と一緒に炒めると、吸収率がアップします。

## ●ビタミンC

抗酸化ビタミンの代表です。また、ストレスへの抵抗力を強める作用があることから、ストレス対抗ビタミンとも呼ばれています。ほかにも、体の免疫力を高めたり、コレステ

## ●ビタミンCを多く含む食品

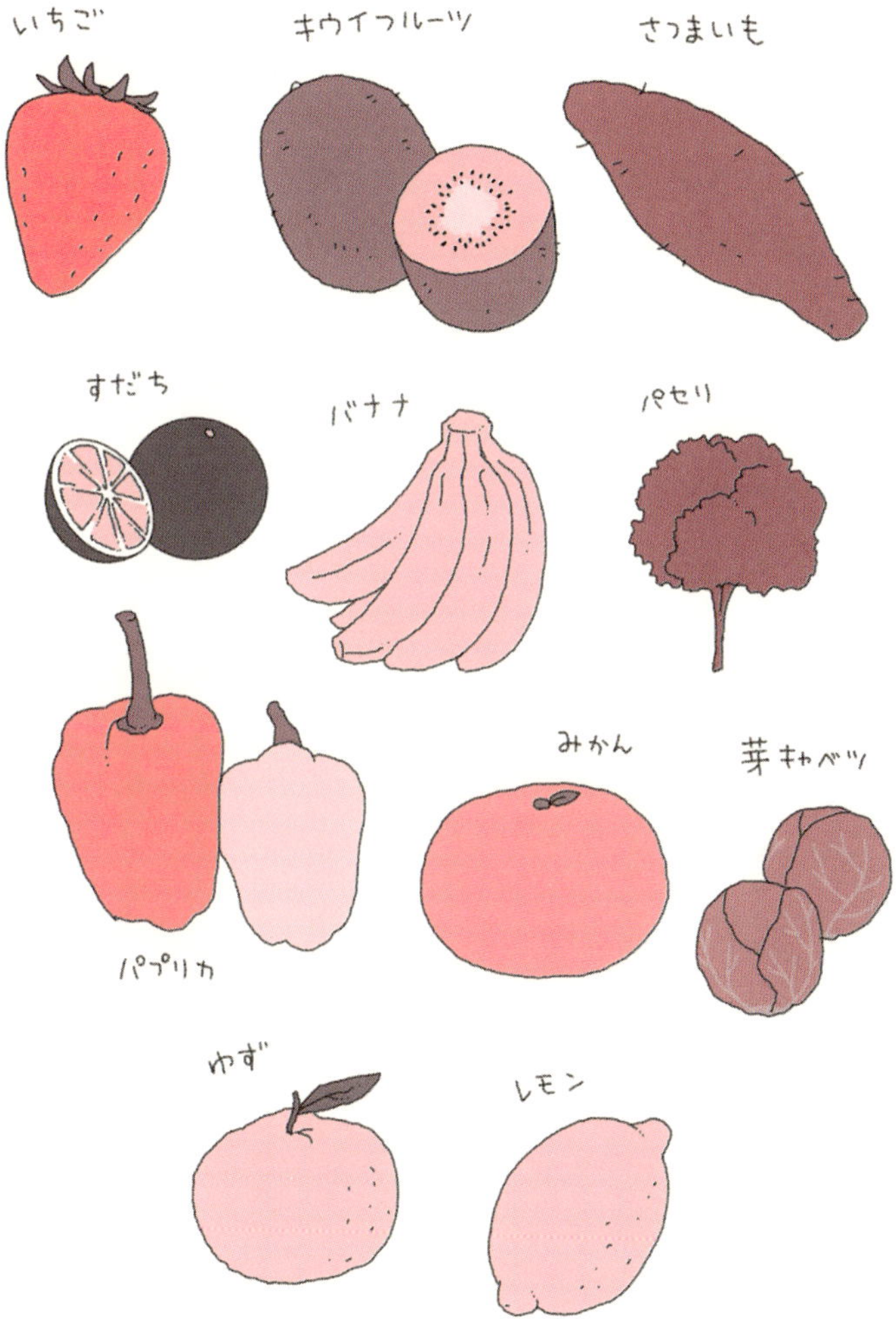

ロール値や血圧を下げる作用など、多くの働きを持つ栄養素です。また、血液中で白血球同士の粘着を阻止し、サラサラ血液をつくる作用もあります。

多くの野菜や果物に含まれますが、水に溶けやすく熱にも弱いという弱点があります。長時間水にさらしたり、加熱調理をすると栄養の大半が壊れてしまうので、調理は手早く済ませましょう。抗酸化作用を期待するのなら、１日に５００〜１０００mgが理想です。「アスコルビン酸」の名称で市販されているサプリメントを利用して、ビタミンCをとることも可能です。しかし、とりすぎると害になることを覚えておきましょう。ビタミンCのとりすぎで、腎結石ができたり、尿酸値が上昇したり、ビタミン$B_{12}$がいちじるしく減少するという報告があります。

## ●ビタミンE

抗酸化力が非常に優れているビタミンで、細胞膜を構成する脂質が、活性酸素によって酸化されるのを防ぎます。また、皮膚や粘膜の再生にもかかわり老化を防ぎます。このことからビタミンEは、老化防止のビタミンともいわれています。ほかにも血流をよくしたり、発がんを抑える作用など、さまざまな健康への効果が期待されるビタミンです。

１日に１００〜３００mgはとりたいものです。

## ●ビタミンEを多く含む食品

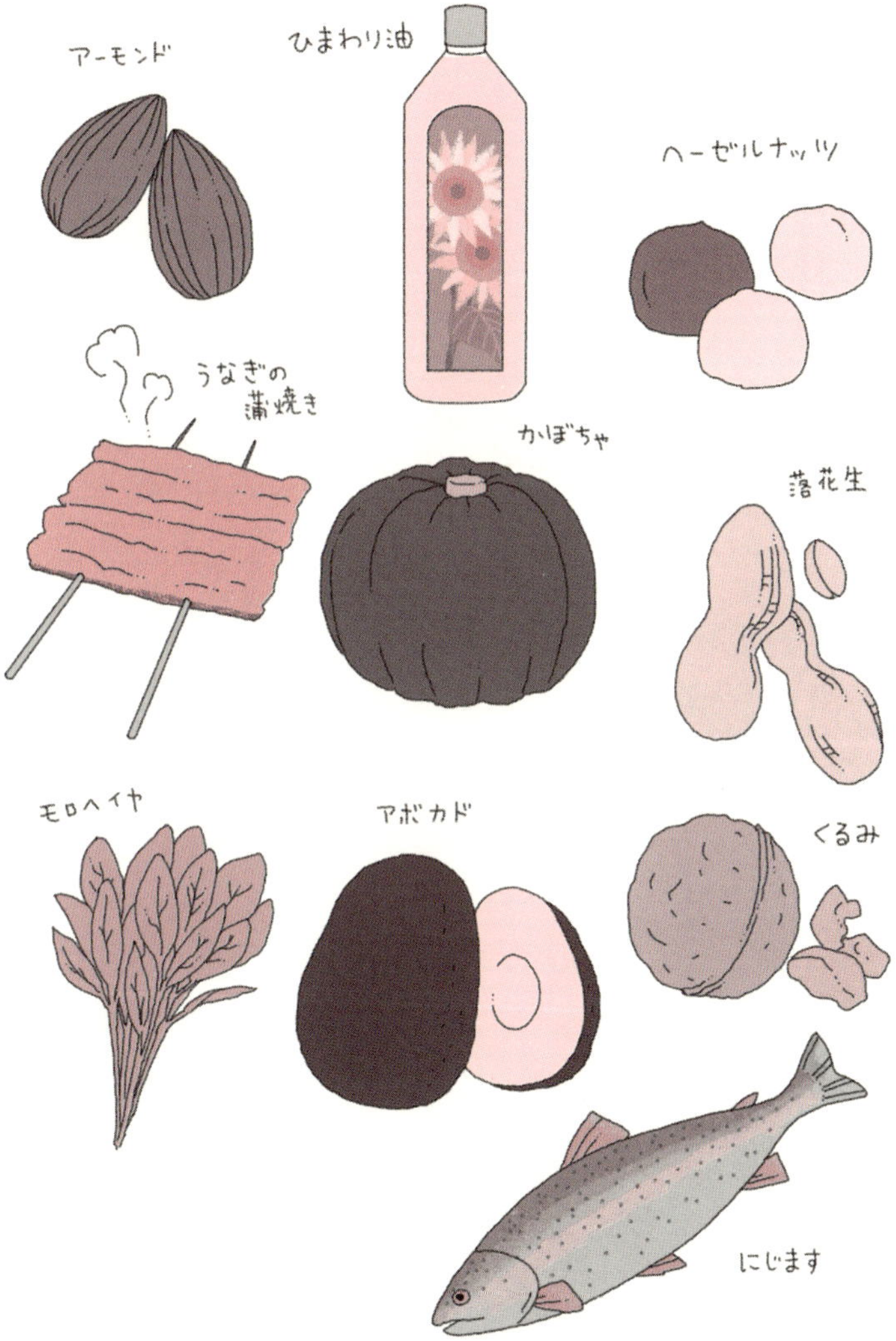
アーモンド
ひまわり油
ヘーゼルナッツ
うなぎの蒲焼き
かぼちゃ
落花生
モロヘイヤ
アボカド
くるみ
にじます

# 体内で合成できないミネラルはいろいろな食品から少しずつ摂取

骨や歯などの構成要素になったり、生理機能を正常化させるなど、体の維持や機能調節に欠かせない微量栄養素がミネラルです。主要ミネラルと微量ミネラルを合わせ、合計16種類あります。

コレステロール値や中性脂肪値の高い人が摂取したいミネラルには、コレステロールや中性脂肪を正常に保つクロム、脂質や糖質の代謝にかかわるマンガン、酵素を活性化するマグネシウム、コレステロールの蓄積を防ぐ亜鉛、脂質の酸化を抑制するセレンなどがあげられます。

ミネラルの必要量はわずかですが、体内では合成することができないため、日々の食事から摂取しなければなりません。また、ナトリウムのとりすぎはカリウムを体外に排出させるなど、複数のミネラルが互いに影響し合っているものもあるので、いろいろな食品からバランスよくとる必要があります。

必須ミネラル

| 分類 | ミネラル名 | 働き | 主な食品 |
|---|---|---|---|
| 主要ミネラル | ナトリウム<br>Na | 浸透圧の調整や、pH の調整。筋肉や神経の興奮性を弱めます。 | 食塩、しょうゆ、みそ |
| | 塩素<br>Cl | 胃液の塩酸成分。浸透圧の調整。肝臓の働きを助けて老廃物処理。 | 食塩、梅干し、しょうゆ、みそ |
| | カリウム<br>K | 神経や心機能の調整。利尿作用。エネルギー代謝、血圧調節など。 | ほうれん草、じゃがいも、ブロッコリー、にんにく、アーモンド、ピーナッツなど |
| | カルシウム<br>Ca | 骨や歯の組織を形成。血液凝固、筋肉の収縮、神経の興奮抑制など。 | 牛乳・乳製品、小魚、海藻類、大豆製品、緑黄色野菜など |
| | マグネシウム<br>Mg | 酵素の働きを活性化する。精神安定作用、エネルギー代謝、体温調節など。 | 玄米、そば、かき、干しえび、豆腐、納豆、こんぶ、ひじき、アーモンドなど |
| | リン<br>P | 骨・歯の形成や、筋肉の収縮。エネルギー代謝、体液の浸透圧の調節など。 | 卵黄、牛乳、チーズ、ココア、大豆製品、煮干し、かつお節、のりなど |
| | イオウ<br>S | アミノ酸の構成成分として毛髪、爪、皮膚などをつくります。解毒作用もあり。 | 卵、肉、魚類など |
| 微量ミネラル | 鉄<br>Fe | 赤血球のヘモグロビンを生成。全身に酵素を運搬。 | レバー、ひじき、しじみ、ごま、煮干し、パセリ、小松菜、ほうれん草など |
| | 亜鉛<br>Zn | 酵素の構成成分。血中コレステロールの調整、インスリンの分泌促進など。 | いわし、かき、肉類、レバー、乳製品、ピーナッツ、アーモンド、くるみなど |
| | 銅<br>Cu | 酵素の構成成分。赤血球、骨、脳、神経細胞組織を生成。 | 牛レバー、かき、枝豆、アーモンド、くるみ、ピーナッツ、バター、えび、かになど |
| | マンガン<br>Mn | 酵素の構成成分。骨の生成促進、体内組織の機能維持、骨や肝臓の酵素の活性化など。 | 穀類、緑黄色野菜、お茶、アーモンド、くるみ、ピーナッツ、ごまなど。 |
| | コバルト<br>Co | ビタミン$B_{12}$の生成。造血作用、神経の働きを正常にします。 | 肉、レバー、ミルク、かき、はまぐり、あさり、葉野菜など |
| | クロム<br>Cr | インスリンの活性化。糖・脂質・コレステロールの代謝。 | 小麦、牛肉、鶏肉、かき、バター、じゃがいも、赤唐辛子、りんごなど |
| | ヨウ素<br>I | 甲状腺ホルモンの構成成分。脂質、糖質の代謝を促進。 | 海藻類、さけ、はまぐり、いわし、かつお、かき、卵、しいたけ、キャベツなど |
| | モリブデン<br>Mo | 糖質、脂質の代謝を促進。 | 牛レバー、卵、カリフラワー、ほうれん草、にんにく、乳製品など |
| | セレン<br>Se | 酵素の構成成分。抗酸化作用、ビタミンEの活性化、視力回復など。 | いわし、にしん、ほたて貝、はまぐり、かき、えび、小麦、大豆、りんごなど |

# 食事で不足しがちな栄養素は サプリメントやトクホで補う

## ●サプリメント

サプリメントは、通常の食事では不足しがちな栄養素を補うことを目的とした商品です。飲むだけでコレステロールや中性脂肪の値が下がるわけではありません。あくまでも食事を基本とし、栄養素などの不足が気になるときに活用します。もちろん食事もとらず、サプリメントだけというわけにもいきません。

たとえば、ＨＤＬコレステロールを増やすには青背魚に含まれるＥＰＡやＤＨＡを、中性脂肪の多い血液をサラサラにするためには、血栓を溶かすナットウキナーゼや血栓予防のいちょうの葉を、それぞれ補うという具合です。

基本は栄養バランスよく食べることですが、忙しい現代人にはなかなかこれができません。たりないものをたりない分だけ補う、これがサプリメントの使い方です。

## ●特定保健用食品

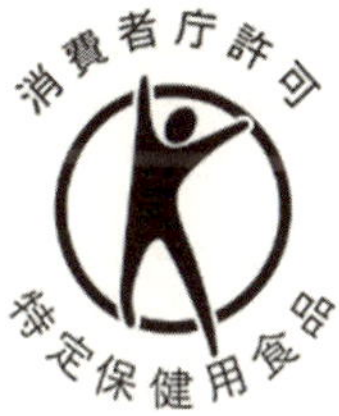


トクホマーク

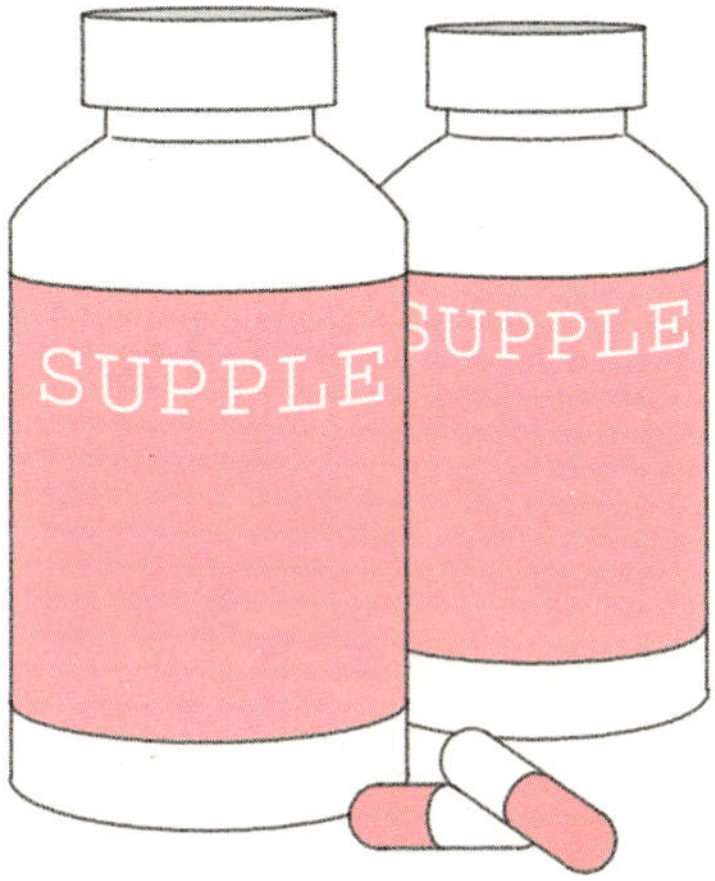


「食後の血中中性脂肪の上昇を抑える」など、健康への効果をはっきり表示できるのは、特定保健用食品、通称〝トクホ〟と呼ばれる商品に限られています。

特定保健用食品には、体の調子を整えるのに効果があり、かつ安全性にも問題がないと認められた成分が含まれています。個別の審査を経て厚生労働省が認可をしているので、効果のほどは保証されています。

しかし、保健効果は認められているものの医薬品ではありません。サプリメントと同様、あくまでも食事をサポートする補助食品と考えてください。

# お酒は動脈硬化の予防に一役<br>適量を守って飲むことを忘れずに

アルコールは、コレステロールや中性脂肪を増やし肥満のもとになると、悪者扱いをされていますが、本当でしょうか。

実はアルコールは、適量を守って飲めば、害にはなりません。むしろ代謝をよくして、動脈硬化の予防に一役買ってくれるほどです。

アルコールにもカロリーはあります。純粋なアルコールの持つエネルギーは１ｇあたり7.1ｋｃａｌ。コップ１杯分で相当の高カロリーです。しかしアルコールのエネルギーの20～30％は、熱として体外に放出されてしまうため、エネルギーとして体内に残る量は70％程度（約５ｋｃａｌ）なのです。

栄養の面を見ても、中に含まれる少量の糖分、ビタミン、ミネラルを除けばアルコールには特筆すべき栄養素は含まれていません。アルコールが〝empty calorie（空っぽのカロリー）〟と呼ばれるゆえんです。

## ●お酒の適正量

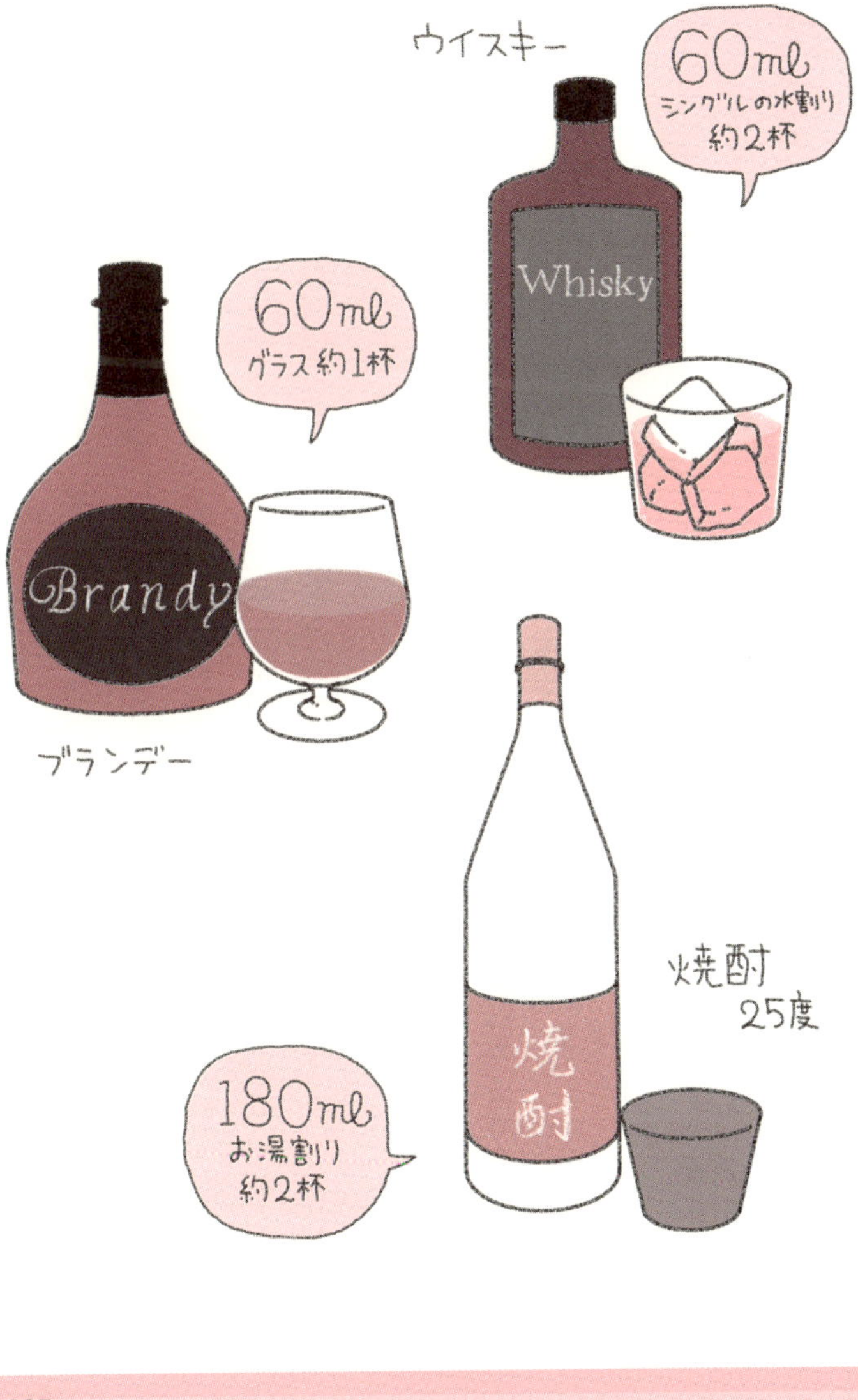
ウイスキー
60ml
シングルの水割り
約2杯
Whisky
60ml
グラス約1杯
Brandy
ブランデー
焼酎
25度
焼
酎
180ml
お湯割り
約2杯

いっぽうアルコールには、さまざまな健康効果があります。まず気分をリラックスさせてくれます。また血行がよくなるため体温が上昇し、代謝がよくなります。血液中の善玉・ＨＤＬコレステロール値を上昇させ、動脈硬化の進行を抑えてくれます。さらに、ビールには赤血球の膜をしなやかにし変形能力を高める作用があり、日本酒には血小板が凝固するのを防ぐ働きがあり、赤ワインには抗酸化物質ポリフェノールが多く含まれています。

ただしこうした効果が期待できるのも適量までです。大量の飲酒は脂肪肝、アルコール性肝炎、アルコール依存症につながります。

お酒を飲んで太ってしまった人は、アルコールのせいというより、たいていはおつまみの食べすぎが原因です。なにかを食べながら飲むことは、アルコールの吸収率も遅くなり、肝臓への負担も少なくてすみますが、食べすぎはいけません。夜遅くまで食べていることも肥満の要因となります。

また、アルコールには利尿作用があるので、お酒を飲むと体内の水分が尿として排出されます。お酒を飲んでそのまま寝てしまうと、血液中の水分が減って、動脈硬化から脳梗塞を起こしかねません。お酒を飲んだあとは、忘れずに水分補給をしてください。

せっかくの百薬の長、お酒とは上手に付き合っていきたいものです。

## ●お酒の適正量

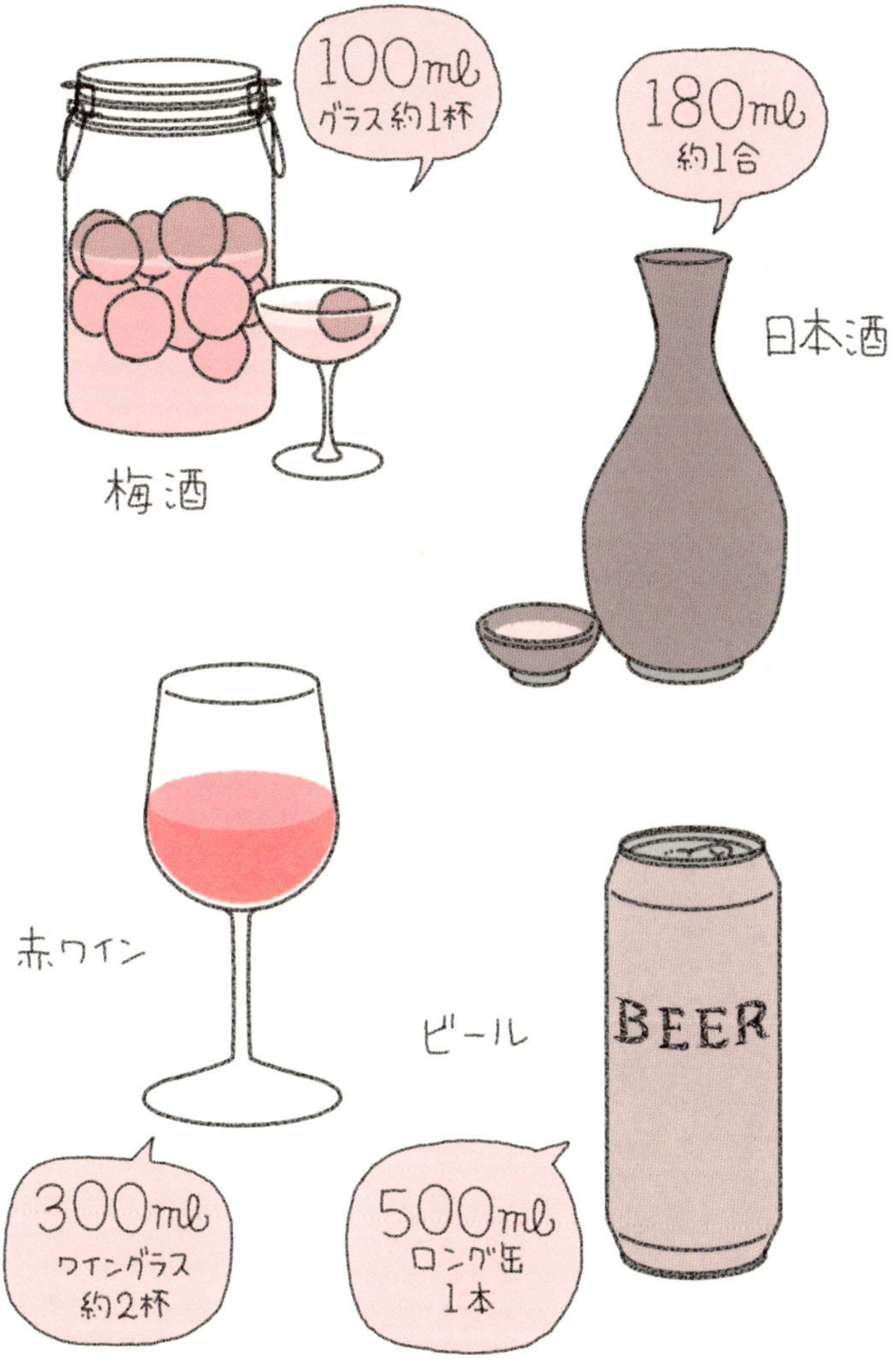
100mℓ
グラス約1杯
梅酒
180mℓ
約1合
日本酒
赤ワイン
300mℓ
ワイングラス
約2杯
ビール
BEER
500mℓ
ロング缶
1本

# 外食やコンビニ弁当のときも〝オサカナスキヤネ〟を意識する

外食やコンビニ弁当抜きで、今や私たちの食生活は語れません。体によくないと、これらをやみくもに嫌うのではなく、その中からよりよい選択をしていくのが賢い生き方です。

外食ではラーメンやどんぶりものなど、すばやく食べられるメニューが人気ですが、炭水化物中心で栄養バランスが悪く、高カロリー、その上早食いになるので、できれば避けたいメニューです。栄養バランスからいうと一番いいのが定食、コンビニ弁当でいえば幕の内弁当です。そこには〝オサカナスキヤネ〟の素材が、ある程度そろっています。

そこにさらにもう一工夫。たとえば魚が食べたいとき、揚げ物より焼き物、焼き物より煮物、煮物より刺身という具合に、よりあっさりしたメニューを選ぶことです。

野菜不足にも気をつけましょう。外食で野菜スープや温野菜サラダがついていれば、最初にそれを食べましょう。血糖値が急激に上がるのを抑えられ、野菜不足も解消します。

またコンビニ弁当では、かならずお惣菜パックを一品追加する習慣をつけましょう。

## ●外食のメニュー選び

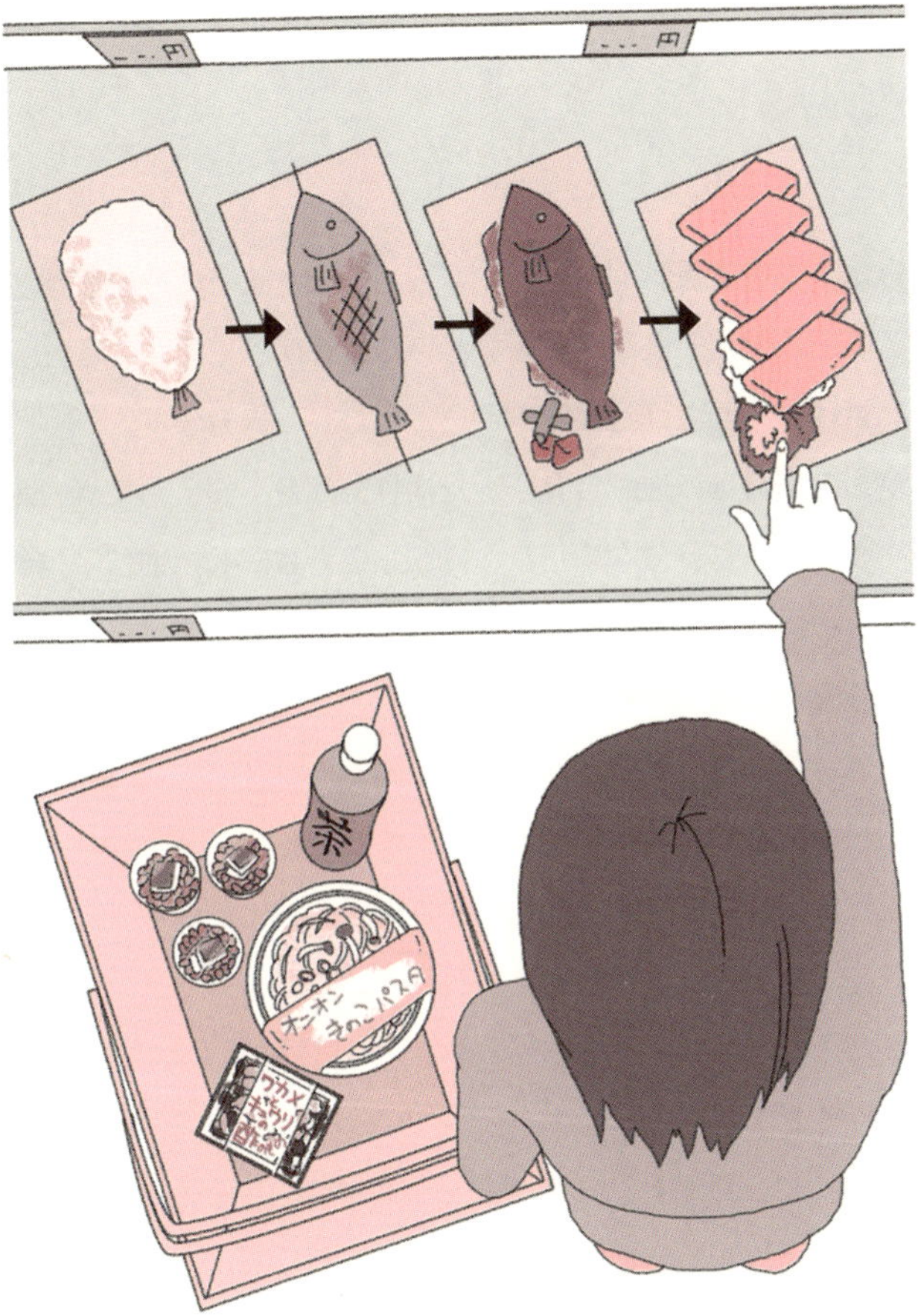


ボリュームたっぷりのものよりも、
あっさりしたメニューを選ぶのがコツ。
“オサカナスキヤネ”も意識して
メニューを選びましょう。

column 5

# 重大な病気は活性酸素が原因

日本人の３大死因は、１位ががん、２位が狭心症や心筋梗塞などの心疾患、３位が脳梗塞などの脳血管疾患ですが、これらの病気はいずれも活性酸素と深いかかわりがあります。

がんの場合は、過剰に発生した活性酸素が、侵入してきた細菌やウイルスだけでなく正常な細胞までも攻撃し、遺伝子情報を書き換えてがん細胞を発生させると考えられます。

心疾患と脳血管疾患は動脈硬化がもたらす病気です。動脈硬化はコレステロールの過剰摂取が原因です（90ページ参照）。過剰摂取により血液中に増えた悪玉・ＬＤＬコレステロールを酸化させ、動脈硬化を引き起こす張本人、酸化ＬＤＬコレステロールにするのが活性酸素です。

がんや心疾患は、その原因の90％が活性酸素であることがわかってきました。

ほかにも200種類以上の病気が活性酸素とかかわりを持っているといわれています。

# “オサカナスキヤネ”
# ＋α手作りレシピ

## 〝オサカナスキヤネ〟の最初はお茶 カテキンの渋み成分に注目

〝オサカナスキヤネ〟レシピのトップバッターは、オ＝お茶。

緑茶を始め、ウーロン茶、ほうじ茶など、お茶にはそれぞれ血液をサラサラにする効果があります。そのうえ緑茶は、β-カロテンやビタミンＢ群、ビタミンＣも豊富。ビタミンＢ群は、炭水化物の代謝をよくします。

今、緑茶に含まれる、カテキンという渋み成分が注目されています。カテキンはポリフェノールの一種。ＬＤＬコレステロールや中性脂肪などの血中脂質を減らす働きがあるので、肥満の予防・解消に効果があります。また血圧や血糖値を調整する働きもあります。ほかにも、抗酸化作用が有害な活性酸素の発生を防いでくれたり、細菌の繁殖を抑えるパワーがあることもわかっています。

お茶として飲むのはもちろんですが、茶葉を粉末にして料理に使うなど、この有効成分を丸ごと食べるのもおすすめです。

# 鯛茶漬け

● 材料（2人分）●

鯛の刺身…10切れ　玄米ご飯…2膳
しょうゆ…小さじ1　みりん…小さじ1
練り白ごま…少々　わさび…少々　のり…少々
削り節　お茶…適量

● 作り方 ●

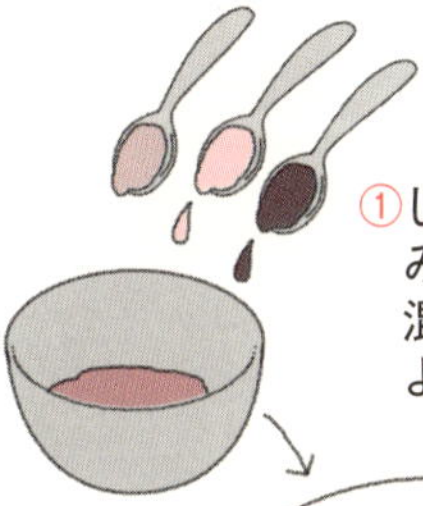

①しょうゆ、
みりん、練り白ごまを
混ぜて、鯛の刺身に
よくからめておく。

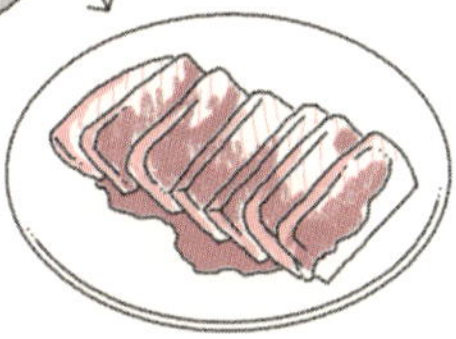

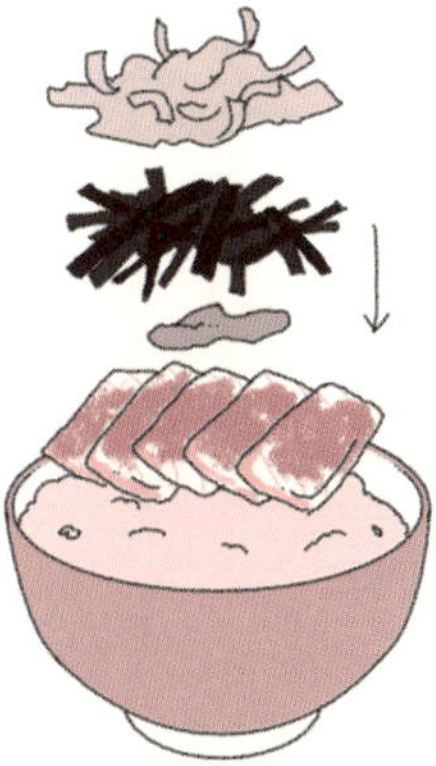

②大きめの茶碗に
玄米ご飯を盛り、
①、わさび、のり、
削り節をのせる。

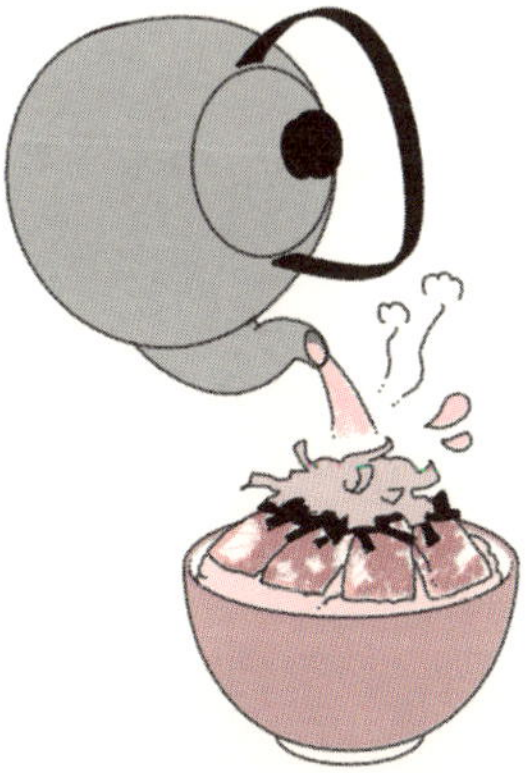

③②に熱いお茶をたっぷりかける。

## 背の青い魚に含まれる不飽和脂肪酸 ＥＰＡとＤＨＡにすぐれた作用が

いわし、あじ、さば、さんまなど、背の青い魚には、ＥＰＡ（エイコサペンタエン酸）と、ＤＨＡ（ドコサヘキサエン酸）という不飽和脂肪酸がたくさん含まれています。不飽和脂肪酸は、ＬＤＬコレステロールや中性脂肪を減らし、ＨＤＬコレステロールを増やすという非常にすぐれた作用を持っています。また赤血球の膜を軟らかくし、血小板に作用して、血液の流れもよくします。

ＥＰＡの吸収率は、煮たり焼いたりすると約80％、揚げると約50〜60％に低下するので、青背魚は刺身など、生で食べることをおすすめします。またＥＰＡには、空気に触れると酸化しやすい性質があるので、鮮度のよい魚を選び、抗酸化ビタミンを含む野菜と合わせて食べるのがポイントです。

まぐろやさばに豊富なＤＨＡは、脳の神経の情報伝達を促すので、健忘症の予防にも効果的です。

# あじのなめろう茶漬け

## 材料（2人分）

あじ（刺身用）…2尾
しょうが…親指大
しそ…4枚
玄米ご飯…茶碗2膳
みそ…小さじ1
ねぎ…みじん切り大さじ3
だし…300㎖

## 作り方

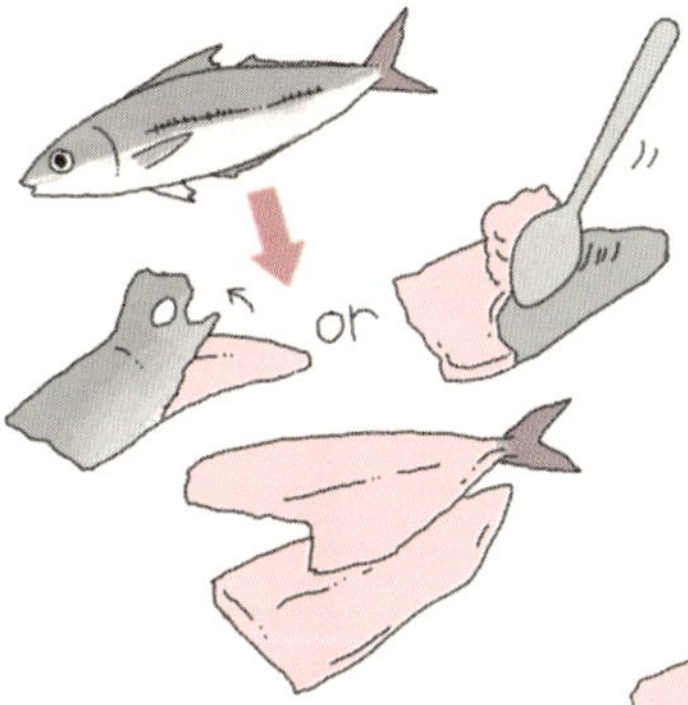


①あじは三枚におろして皮をはぐか、スプーンを使って身をこそげ取る。

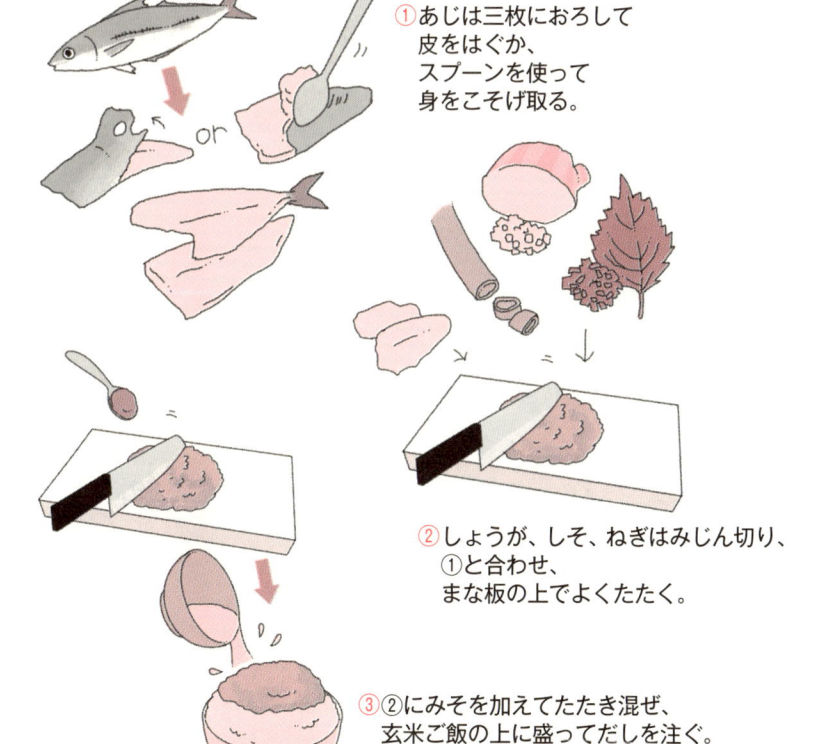

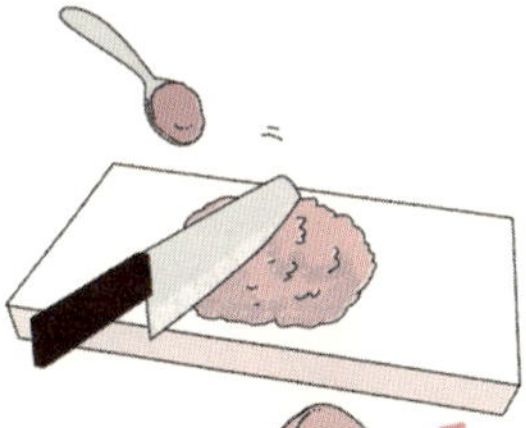

②しょうが、しそ、ねぎはみじん切り、①と合わせ、まな板の上でよくたたく。

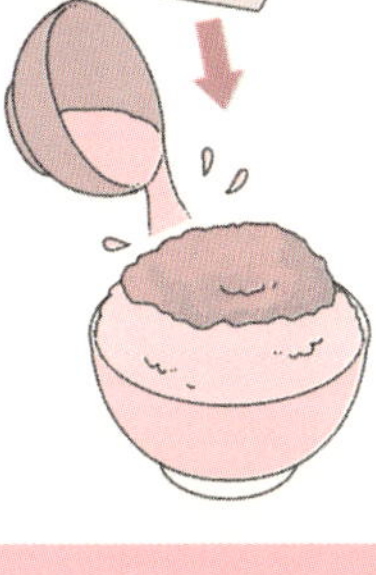

③②にみそを加えてたたき混ぜ、玄米ご飯の上に盛ってだしを注ぐ。
＊好みで、わさびや三つ葉を添える。

# 食物繊維やミネラルの宝庫
# 低カロリーの海藻をたくさん食べる

こんぶやわかめに含まれるぬめり成分のアルギン酸は、コレステロール値を下げたり、血糖値の急上昇を防いでくれます。またフコイダンという水溶性食物繊維は、アルギン酸とともに、腸内の余分なコレステロールや有害物質をからめとり、体外に排出してくれます。

海藻は、カルシウムや亜鉛、マグネシウムなど、ミネラルの宝庫。ミネラルは、新陳代謝を活発にしたり、血圧や血糖値を調整するなど体の調子を整えてくれます。ひじきは海藻のなかでもとくにミネラルが豊富です。レシピに紹介したように、大豆などのたんぱく質と一緒にとると、カルシウムだけでなく、鉄分の吸収も高まります。

最近、わかめやひじきに含まれる褐色の色素成分フコキサンチンに、ＬＤＬコレステロールを減少させる働きがあるという動物実験の結果が発表され、注目されています。

海藻は低カロリーなため、たくさん食べても肥満の心配がありません。さまざまな調理方法で、たくさん食べたい食品です。

# ● ひじきと切り干し大根の炒め煮 ●

● 材料（2人分）●

乾燥ひじき…10g　切り干し大根…20g
干ししいたけ…２枚　にんじん…20g　ごま油…小さじ１
大豆（ゆで）…20g　みりん…大さじ１
だし…100㎖　しょうゆ…小さじ２

● 作り方 ●

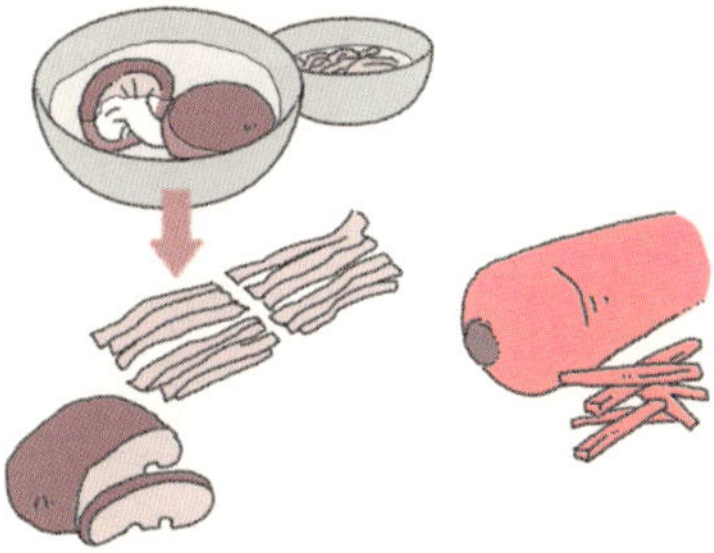

①乾燥ひじき、切り干し大根、
干ししいたけは水につけて
戻しておき、切り干し大根は
食べやすい大きさに、
干ししいたけは薄切りにする。
にんじんは細切りにしておく。

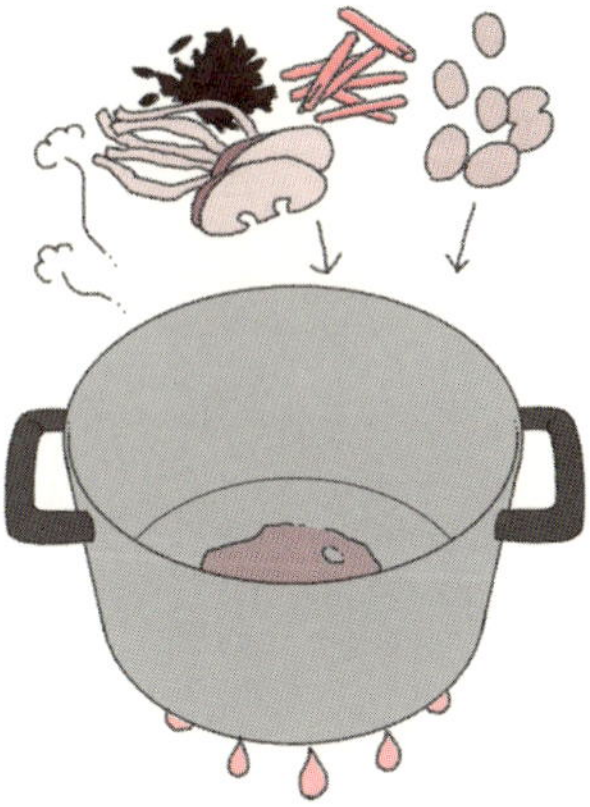

②鍋にごま油を熱し、
①と大豆を入れて
サッと炒める。

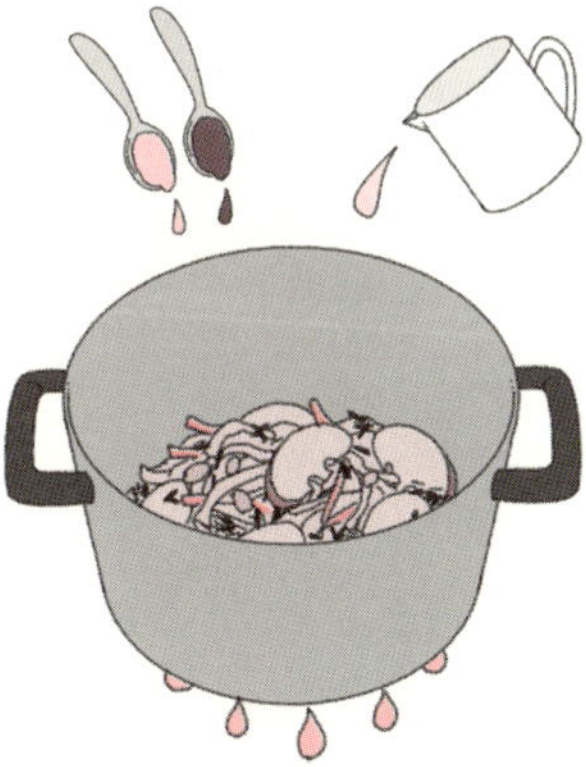

③②にみりんを加え、
さらにだしとしょうゆを
加えて味を煮含める。

# 納豆独自のナットウキナーゼは血栓を溶かし血液をサラサラに

注目すべきはナットウキナーゼ。納豆からでしか摂取できない酵素で、血液の凝固を防ぎ、血栓を溶かす作用があります。お酒を飲みすぎたり、糖分をとりすぎたりすると、中性脂肪の燃えカスであるレムナントが血液中に大量に増え、血小板を凝集させます。このようなときナットウキナーゼが威力を発揮します。納豆を食べることで、ナットウキナーゼが血小板に作用して、固まりやすくなった血液をサラサラにします。また血栓は寝ている間にできやすいので、納豆は夕食に食べるのが効果的です。

納豆に含まれるビタミン$B_2$は、大豆の約2~3倍。ビタミン$B_2$は血液中の脂質の酸化を防ぎます。また摂取した脂質や糖質が、体内でエネルギーに変わるのを助ける作用があるので、肥満を予防できます。

大豆や大豆製品は健康成分がたっぷり入った優良食品ですが、そのなかでも納豆は一枚格が違うといっていいほど優秀な食品です。

# 納豆汁

● 材料（2人分）●

ひきわり納豆…2パック　豆腐…1/2丁
オクラ…2本　だし汁…300㎖
ねぎ…みじん切り大さじ2　みそ…小さじ1

● 作り方 ●

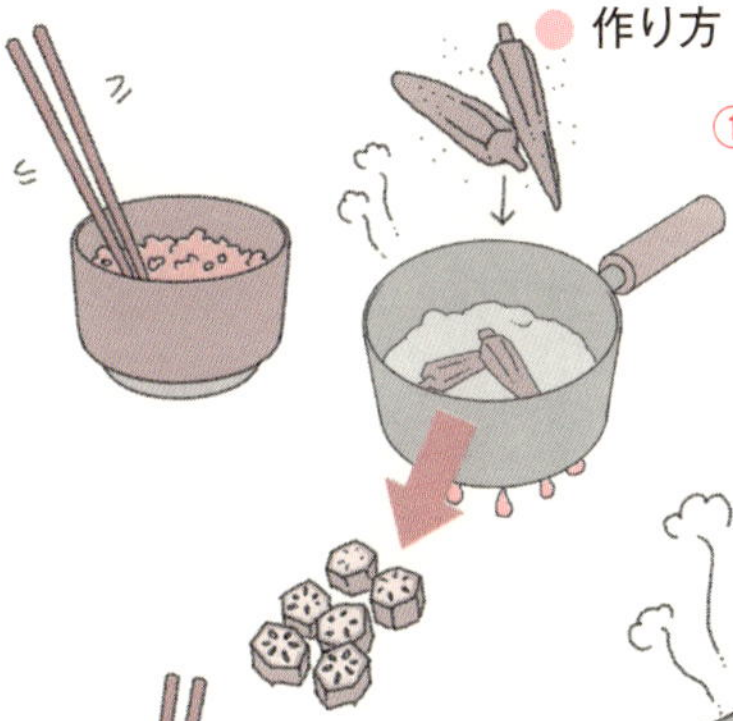

①ひきわり納豆はよくかき混ぜる。
オクラは塩もみして
サッとゆであげ
小口切りにしておく。

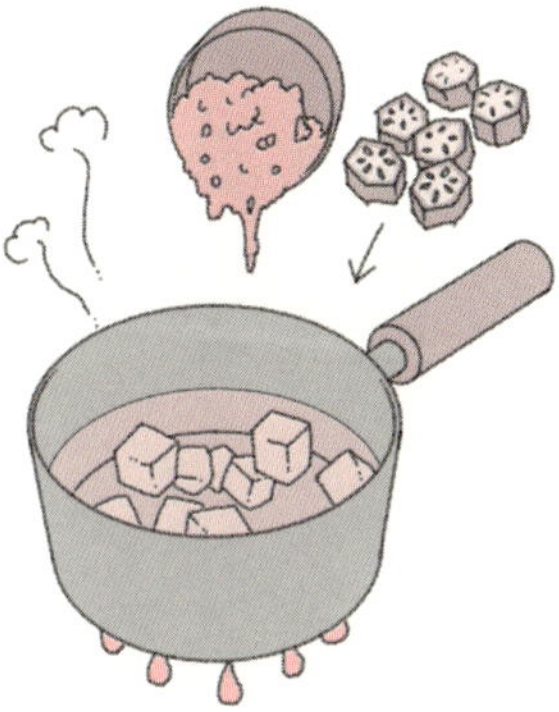

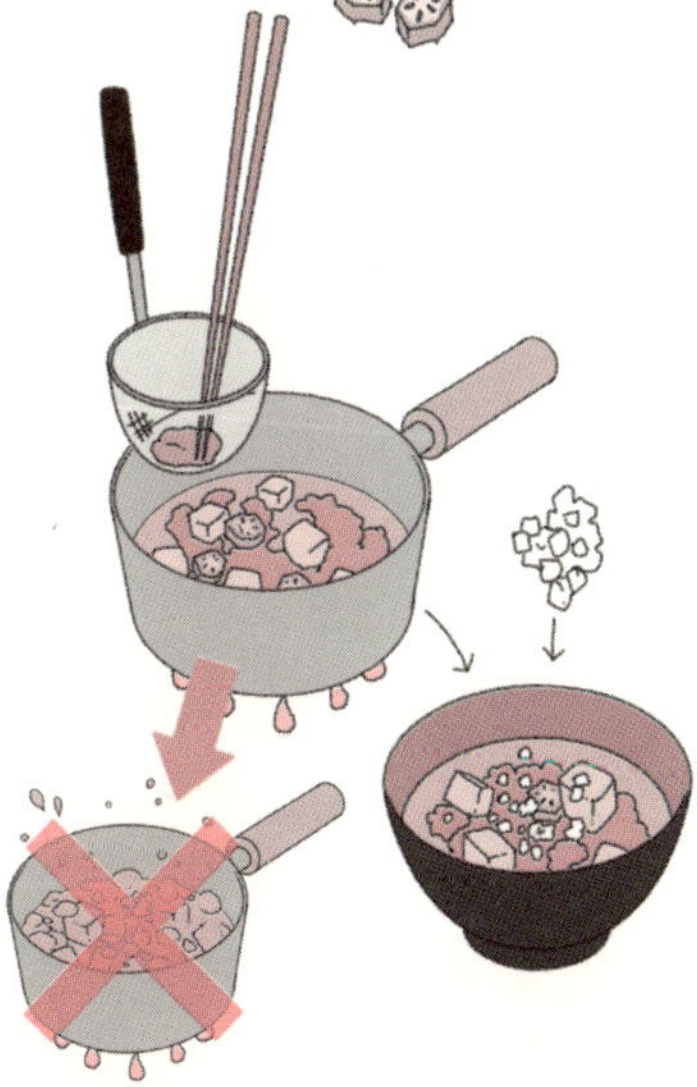

②鍋にだし汁と2cm角に切った
豆腐を入れてあたため、
①の納豆とオクラを
入れて混ぜる。

③②にみそを溶き入れて器に
盛り、ねぎをのせる。
みそを入れたら
沸騰させないようにする。

# 酢の酸味のもとクエン酸が コレステロールの酸化を防ぐ

酢酸を主成分とする酢は、酢酸のほかにもクエン酸、リンゴ酸、コハク酸など有機酸が豊富で、疲労回復に大きな効力を発揮します。

酸味のもとであるクエン酸は、血中の老廃物の排出を促し、赤血球の膜をしなやかにして血液の流れをよくします。また抗酸化力が高いので、ＬＤＬコレステロールの酸化を防ぎ、酸化ＬＤＬコレステロールの発生を抑制します。

黒酢やバルサミコ酢など、発酵・熟成の進んだタイプはこれら健康効果も高くなります。とくに黒酢にはクエン酸が豊富です。

また酢には、高血圧、糖尿病、動脈硬化を予防するアミノ酸も含まれており、まさにメタボリックシンドロームの予防にぴったりの食品といえます。

酢は加熱しても効果が変わらないので、煮物料理に調味料として加えるなど、毎日積極的に摂取しましょう。

# ふろふき大根の黒酢あんかけ

## 材料（2人分）

大根…12cm　切りこんぶ…3cm × 10cm1 枚
黒酢…大さじ 2　だし汁…70 ㎖
しょうゆ…小さじ 2　みりん…大さじ 1
砂糖…小さじ 1　片栗粉…ひとつまみ　水…大さじ 2

## 作り方

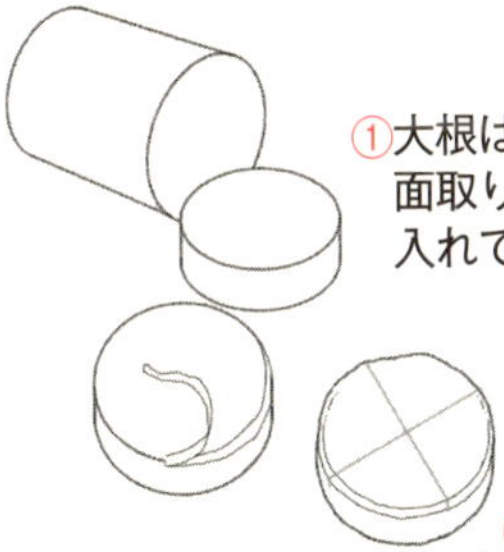

①大根は 3cm の厚さに切り、面取りと隠し包丁を入れておく。

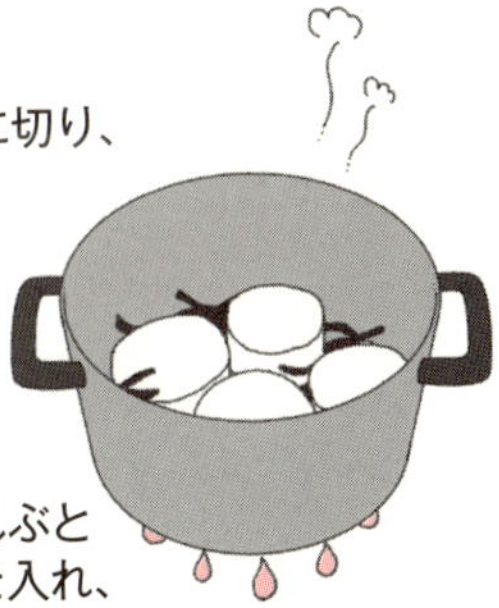

②鍋に切りこんぶと水（分量外）を入れ、①をやわらかくなるまで炊く。

③別の小鍋に黒酢、だし汁、しょうゆ、みりん、砂糖を入れて温め、片栗粉を溶いた水を回し入れてひと煮立ち。とろみをつけて黒酢あんにする。

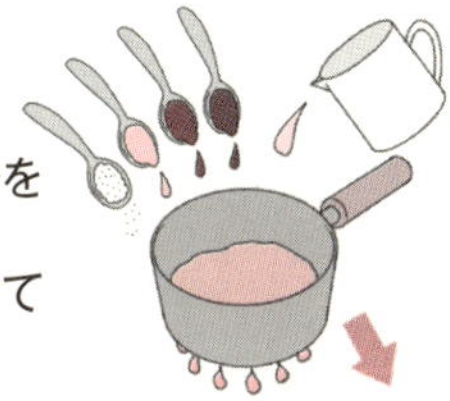

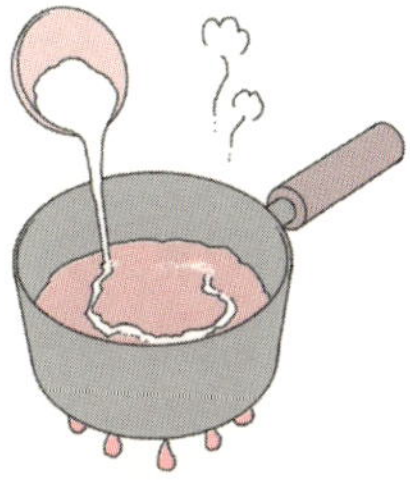

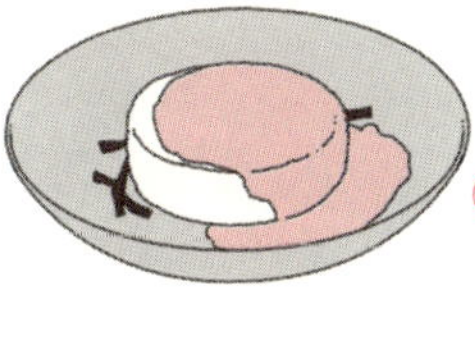

④器に②の大根を盛り、③をかける。

## きのこは低カロリーで食物繊維も豊富 腸内のコレステロールを体外へ排出

きのこは、糖質や脂質の代謝を促進させたり、血液中のコレステロールを抑えるナイアシンなどのビタミンB群や、コレステロールの改善に有効なミネラルを多く含みます。きのこ特有のβ-グルカンという多糖類は、免疫機能を活性化するほか、コレステロール値や血糖値を下げる作用があります。

またきのこは、低カロリーで食物繊維を豊富に含む食品です。きのこに多く含まれる不溶性食物繊維は、腸内の余分なコレステロールや老廃物を体外へ排出します。食物繊維は体内で水を吸って膨らむため、満腹感を早く高める効果もあります。

レシピで紹介したまいたけは、ナイアシンやビタミンDなどのビタミン類や、亜鉛などのミネラルを多く含み、β-グルカンも豊富です。エリンギもビタミン、ミネラルが豊富、とくにナイアシンの含有量は群を抜いています。しめじとして流通しているのはぶなしめじのことですが、ナイアシン、ビタミンD、カリウムなどが豊富に含まれています。

# 3種きのこのワイン蒸し

## 材料（2人分）

まいたけ…1パック　エリンギ…1本　しめじ…1パック
ゆず…スライス2枚　白ワイン…大さじ2
塩・こしょう…少々

## 作り方

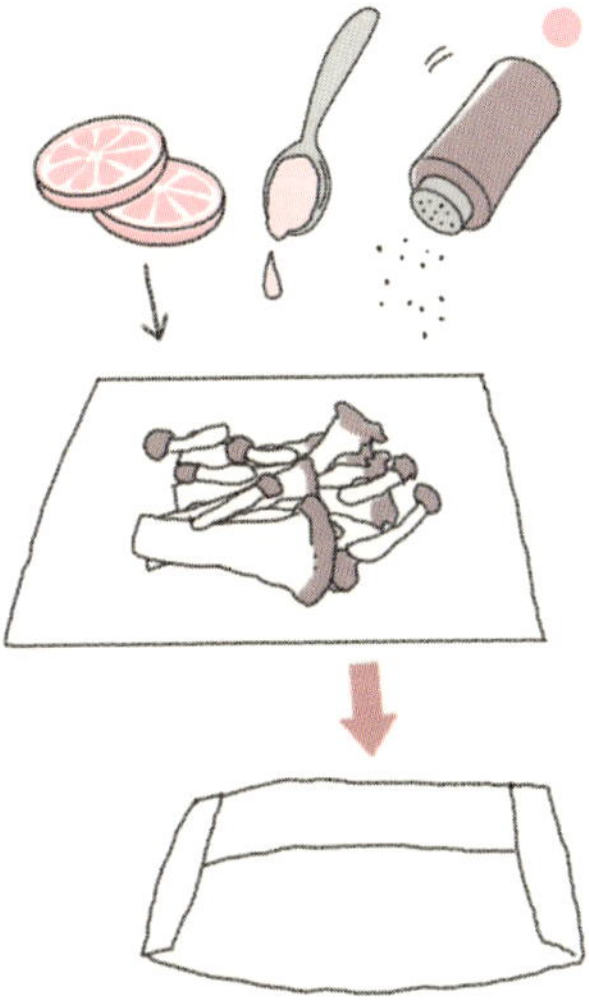

①大きめに切った
クッキングシートの中央に
食べやすい大きさに
割いたまいたけ、エリンギ、
しめじをのせて塩・こしょう。
さらにゆずをのせて
白ワインをふりかけたら、
クッキングシートの端を合わせて
袋状にする。

＊量が多ければ、
2つに分けて包む。

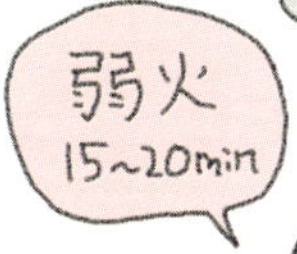


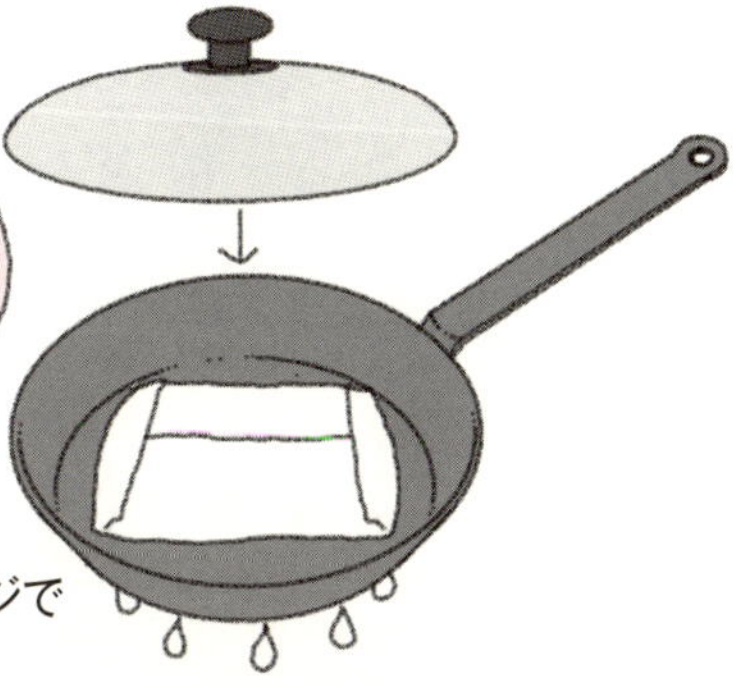

②①をフライパンに入れて
ふたをし、弱火で
15～20分ほど加熱。
＊もしくは、600Wの電子レンジで
5分加熱。

# 〝オサカナスキヤネ〟の〝ヤ〟は野菜 ブロッコリーのビタミンCは特筆もの

野菜のなかでも、とくにβ-カロテンを豊富に含むものが緑黄色野菜。野菜の摂取量は1日350g以上が目標ですが、そのうち120g以上を緑黄色野菜でとるのが理想です。

ここで紹介するブロッコリーは緑黄色野菜の代表で、β-カロテンとともに活性酸素を除去してくれる三大抗酸化ビタミン、CとEも豊富です。

とくにビタミンCの含有量は、野菜のなかでもトップクラス。ビタミンCは、ほかにもコレステロール値や血圧を下げる作用やストレスへの抵抗力を強める作用、サラサラ血液をつくる作用など、多くの働きを持つ優秀な栄養素です。有効成分は、茎の部分にたくさん含まれるので、つぼみの部分だけでなく茎も一緒に食べましょう。ただし過熱に弱いので、ゆですぎは禁物。少し歯ごたえが残る程度がよいでしょう。

またブロッコリーには、イソチオシアネートという物質が含まれていることも明らかになりました。この物質は、発がん物質を体外に出す酵素の働きを活発にしてくれます。

# ● ブロッコリーのサラダ ●

● 材料（2人分）●

ブロッコリー…1/2 株　　玉ねぎ…1/4 コ
アンチョビフィレ…1 枚　　オリーブオイル…大さじ 1
バルサミコ酢…小さじ 1　　塩・こしょう…少々
アーモンドスライス…大さじ 1

● 作り方 ●

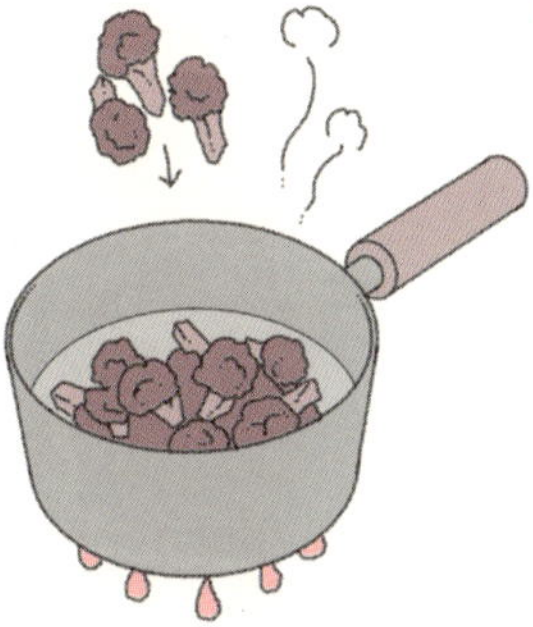

①ブロッコリーは
一口大の小房に分け、
塩ゆでする。

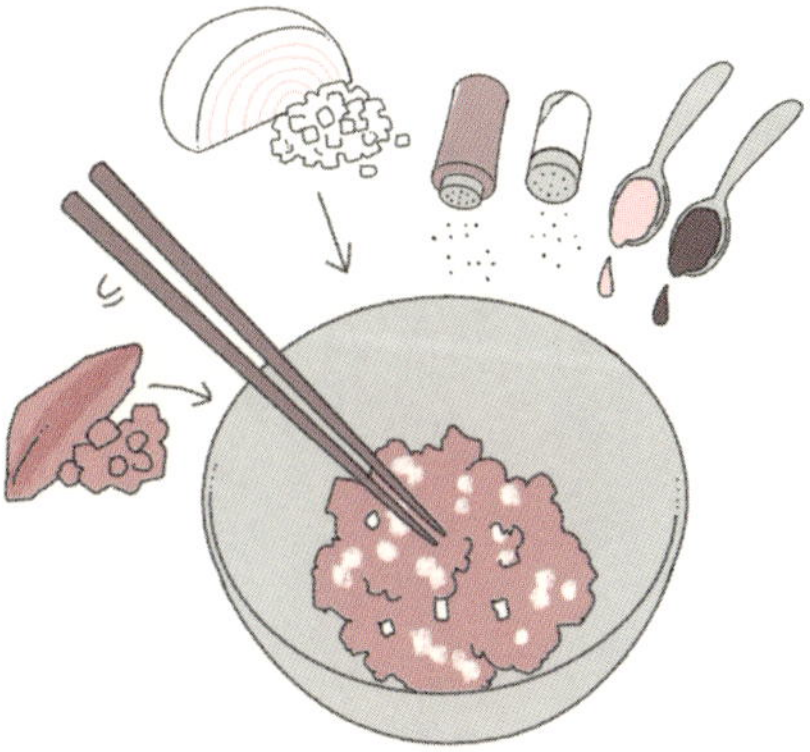

②玉ねぎとアンチョビフィレは
みじん切りにし、オリーブオイル、
バルサミコ酢とよく混ぜ、
塩・こしょうで調味する。

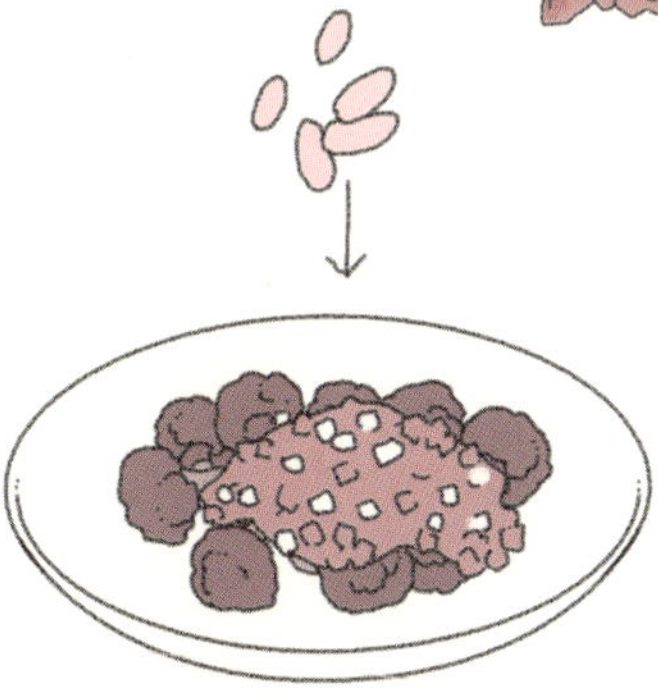

③ブロッコリーを皿に盛り、上から②をかける。
さらにフライパンでからいりした
アーモンドスライスを散らす。

## 緑黄色野菜の代表にんじんはβ-カロテンが豊富
## β-カロテンで抗酸化アップ

緑黄色野菜のなかでも、β-カロテンをもっとも多く含むのがにんじんです。β-カロテンは体内にとり込まれると、必要な分だけビタミンAに変わり、抵抗力や抗酸化アップのために働きます。

にんじんのβ-カロテンは、皮に近い部分に多く含まれているので、皮をむかずに調理するか、皮をむくときはできるだけ薄くむいて使用しましょう。

さらににんじんは、β-カロテンよりもさらに抗酸化力の強いα-カロテンという物質も含んでいます。α-カロテンには、β-カロテンの約10倍もの抗酸化力があるといわれています。

一緒にピクルスにするれんこんには、ビタミンCが豊富。その量はみかんより上といわれています。ニンジンのβ-カロテンとともに、強力な抗酸化作用を発揮します。

また大根の辛み成分には、血栓の防止効果や解毒作用があります。

# さっぱり根菜ピクルス

## ● 材料（2人分）●

れんこん…小 1/2 節　ごぼう…小 1/2 本　大根…小 1/3 本
にんじん…小 1 本　酢…200 ㎖　水…100 ㎖
砂糖…大さじ 3　塩…小さじ 1
唐辛子…1 本　しょうが…親指大

## ● 作り方 ●

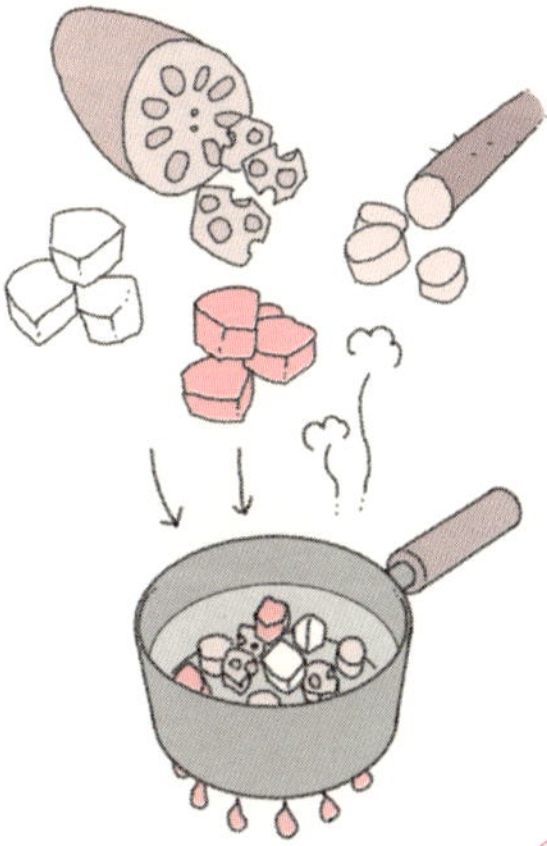

①れんこん、ごぼう、大根、にんじんは皮をむいて一口大に切る。固めにゆでて水をきる。

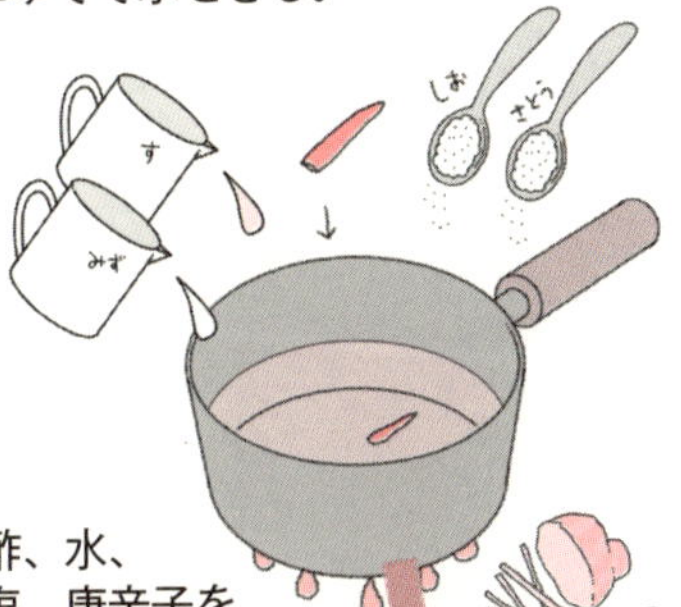


②小鍋で酢、水、砂糖、塩、唐辛子を入れてひと煮立ち、千切りにしたしょうがを加えたら火を止める。

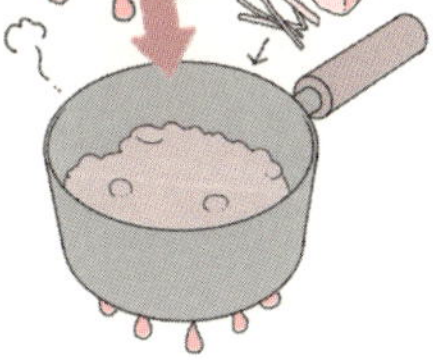

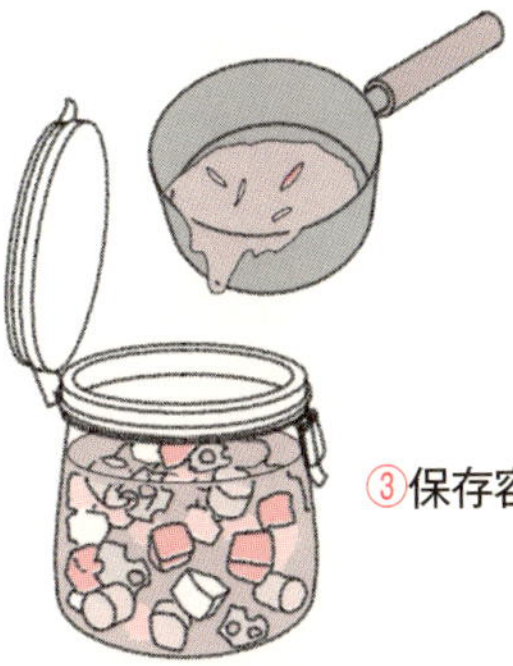

③保存容器に①を詰め、②を注ぐ。

# かぼちゃに豊富なビタミンEは動脈硬化の進行を抑制

かぼちゃは、β-カロテン、ビタミンＣ、ビタミンＥの三大抗酸化ビタミンを豊富に含んでいるため、活性酸素除去にもってこいの食材です。

とくにかぼちゃに含まれるビタミンＥは、野菜のなかでもトップクラスです。ビタミンＥは、優れた抗酸化作用を持つビタミンで、悪玉・ＬＤＬコレステロールが活性酸素と結びつき、酸化ＬＤＬコレステロールになるのを防ぎます。善玉・ＨＤＬコレステロールを増やす働きもあり、この相乗効果で動脈硬化の進行を抑制します。

また、かぼちゃに含まれるビタミンＣは熱に強いのが特徴で、過熱しても強い抗酸化作用は保たれます。さらにかぼちゃには、β-カロテンよりも強い抗酸化作用を持つ、α-カロテンも含まれています。

そのほかにも、老化防止のミネラルといわれるセレンやコレステロール値や血糖値の上昇を抑える食物繊維など、かぼちゃには有効成分がたっぷり入っています。

# かぼちゃ入り玄米雑炊

● 材料（2人分）●

玄米ご飯…茶碗2膳　かぼちゃ…120g
だし汁…400mℓ　みそ…45g
しょうゆ…小さじ1/2　ねぎ…みじん切り大さじ2

● 作り方 ●

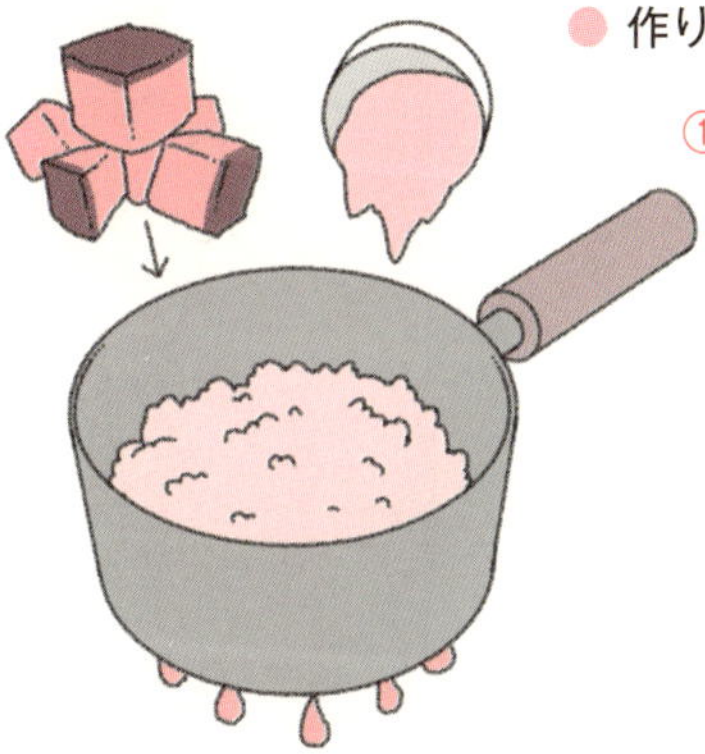

①小鍋に玄米ご飯、
1.5cm角に切ったかぼちゃ、
だしを入れて火にかける。

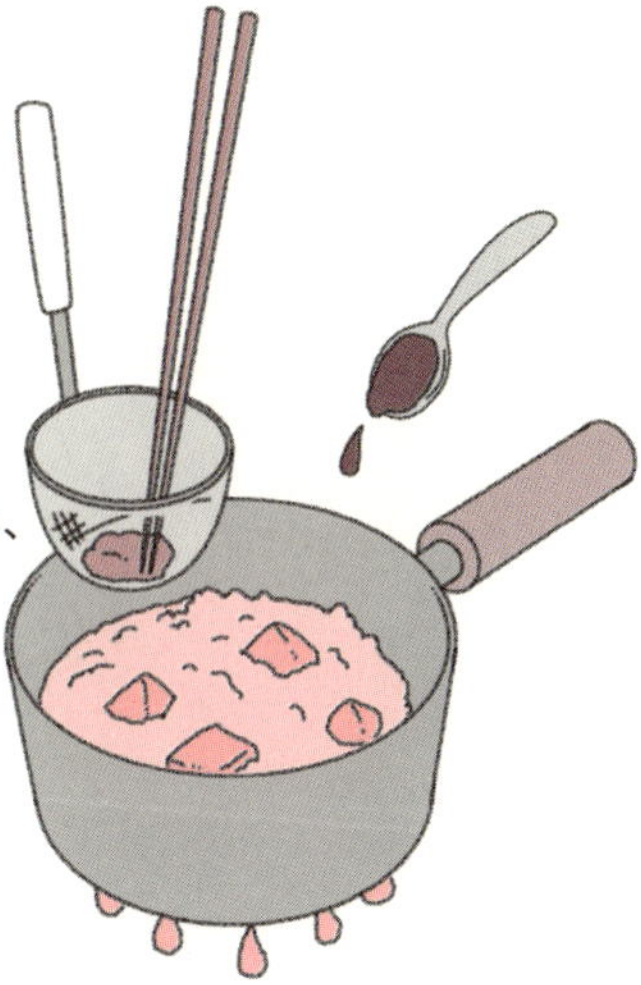

②かぼちゃに火が通ったら、
みそを溶き、
しょうゆで味を調える。

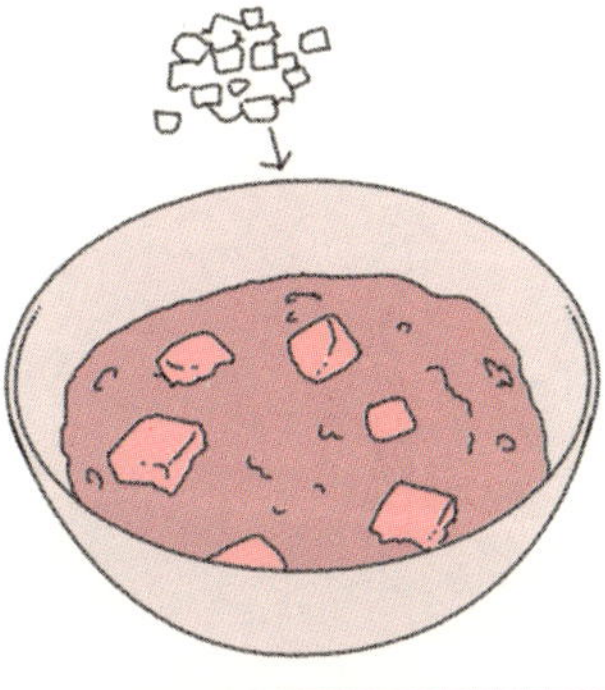

③器に盛って、
みじん切りにした
ねぎを散らす。

# ごぼうは低カロリーの根菜類
# 食物繊維もたっぷりで肥満防止に最適

ごぼうには、イヌリンという水溶性食物繊維、リグニンやヘミセルロースという不溶性食物繊維など、食物繊維が豊富に含まれています。

水溶性食物繊維には余分な脂質や糖質の吸収を抑える働きがあり、不溶性食物繊維には発がん物質や老廃物を体外へ排出する効果があります。

ほかにもごぼうは、活性酸素の毒性を消すペルオキシダーゼという酵素や、抗酸化作用のあるセレン、免疫細胞を活性化させる亜鉛などのミネラルを多量に含んでいます。

こんにゃくは、97％が水分で、残りの3％がグルコマンナンという水溶性食物繊維です。グルコマンナンにも脂質、糖質の吸収を抑制する働きがあります。

食物繊維には、体内で水分を吸収し膨らむ性質があります。また、食物繊維を多く含む食品は総じて低カロリー。低カロリーのうえ食物繊維が体内で膨らんで満腹感も得やすいため、肥満防止にはうってつけの食材です。

# ごぼうとこんにゃくの炒め煮

● 材料（2人分）●

こんにゃく…1枚　ごぼう…1/2本　唐辛子…1本
ごま油…大さじ1　みりん…大さじ2
しょうゆ…大さじ1　七味唐辛子…適量

● 作り方 ●

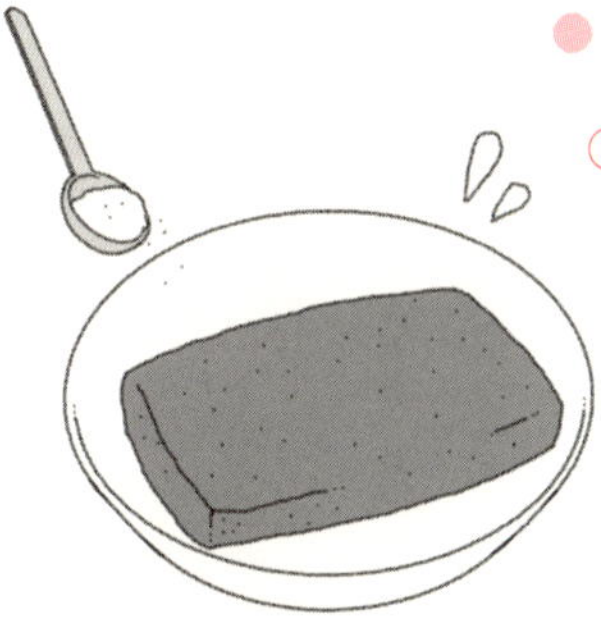

①こんにゃくは
大さじ1（分量外）の
塩をもみ込み、
水出しをする。

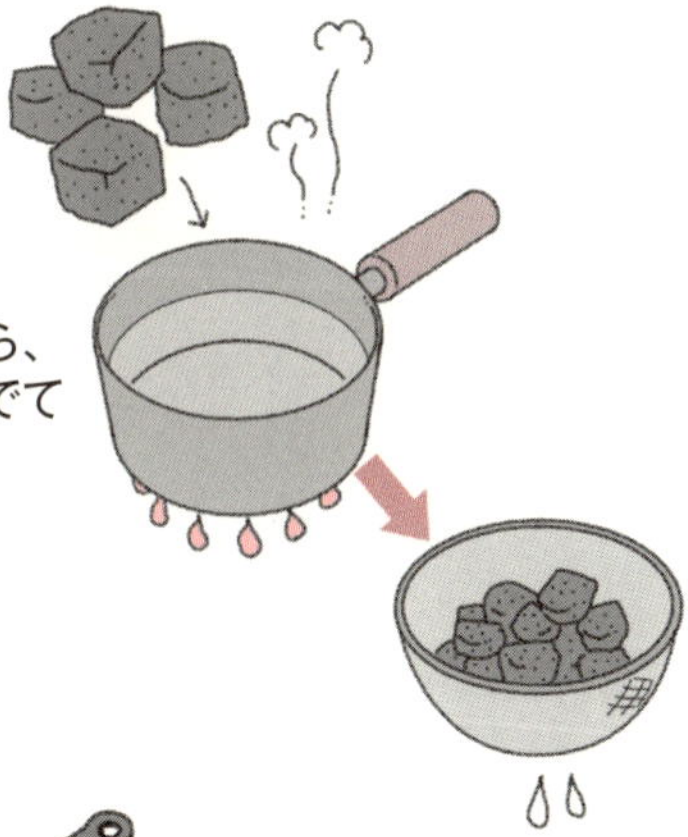

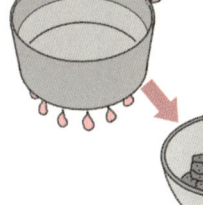

②①のこんにゃくを
一口大にちぎったら、
たっぷりの湯でゆでて
水をきる。

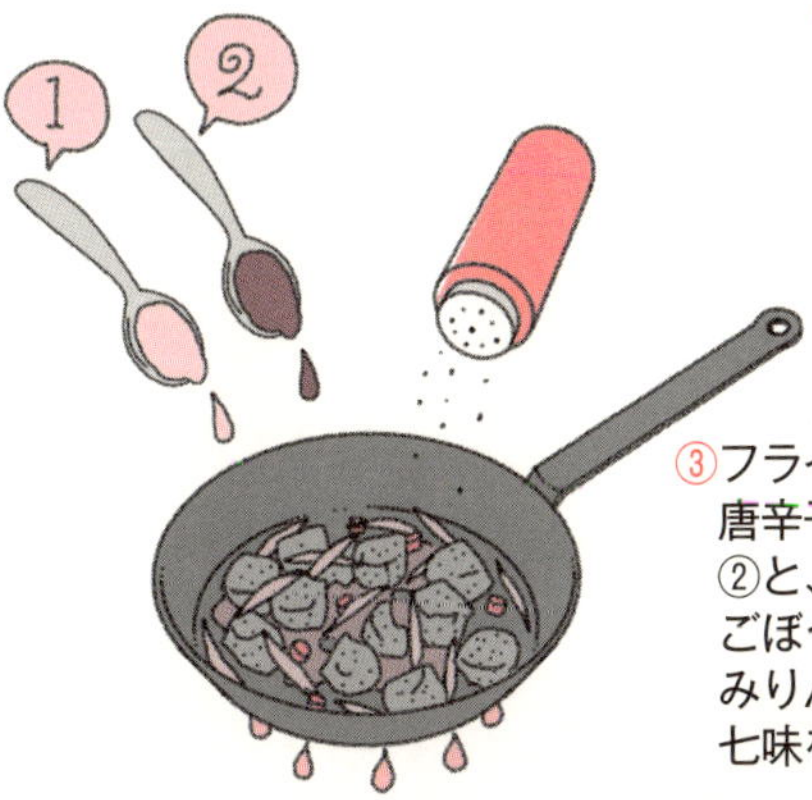


③フライパンに
唐辛子とごま油を熱して
②と、皮をむいてささがきにした
ごぼうをしっかり炒め、
みりん、しょうゆの順で絡めたら
七味をふる。

## いも類のビタミンCは加熱に強い その代表がさつまいも

さつまいもには、非常に多くのビタミンCが含まれています。通常ビタミンCは熱に弱いのですが、いも類のビタミンCはでんぷん質にコーティングされているため熱に強く、加熱しても破壊されません。

ほかのいも類には少ないビタミンEが豊富なことも、さつまいもの特徴です。ビタミンCとビタミンE、ふたつのビタミンで優れた抗酸化作用を発揮します。コレステロールの改善のほか、老化防止にも効果があります。

食物繊維も豊富に含まれ、じゃがいもの約2倍、いも類のなかでは一番の含有量です。食物繊維は腸内の環境を整えるだけでなく、余分な脂質や糖分を対外へ排出してくれます。また、カリウム、カルシウム、鉄分、リンといったミネラル分も豊富に含みます。

ただしさつまいもには、糖質もかなり含まれているので、食べすぎには注意が必要です。たくさん食べると肥満の原因になりかねません。

# さつまいものオレンジ煮

## 材料（2人分）

さつまいも…1本　　りんご…1/2コ
砂糖…大さじ1　　塩…少々
レモン…スライス1枚　　オレンジジュース…100㎖

## 作り方

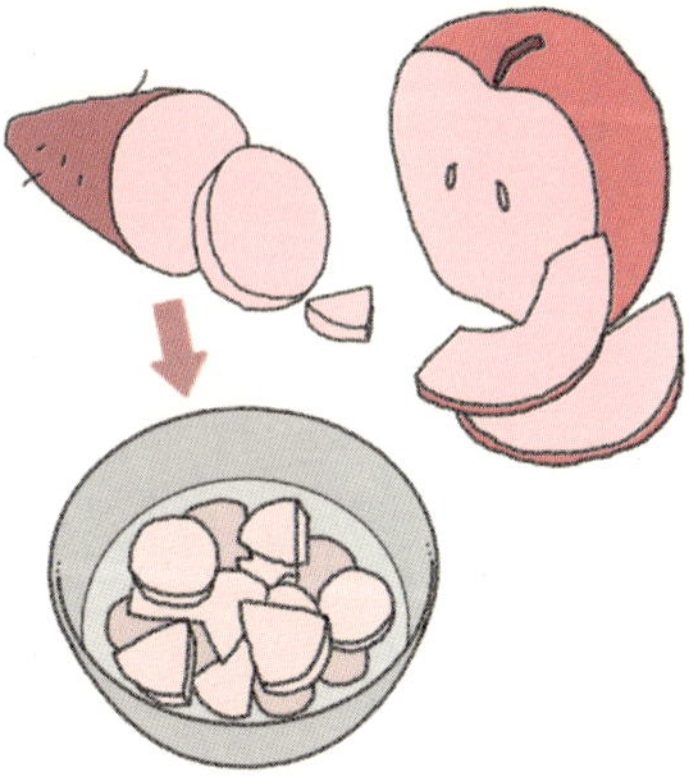

①さつまいもは
7mmの厚さに輪切り、
大きいものは
いちょう切りにして
水にさらす。
りんごは芯を除いて
皮ごと7mmの厚さにスライス。

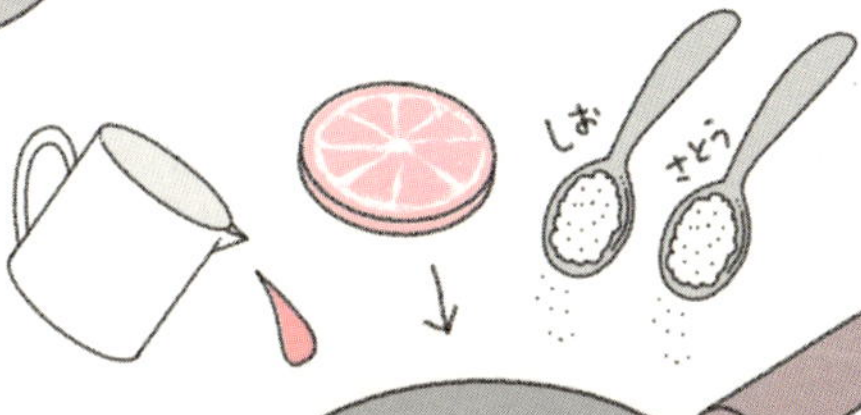


②小鍋に①と
残りのすべての材料を
入れて弱火にかける。
水分がとんで、
さつまいもが
やわらかくなるまで煮る。

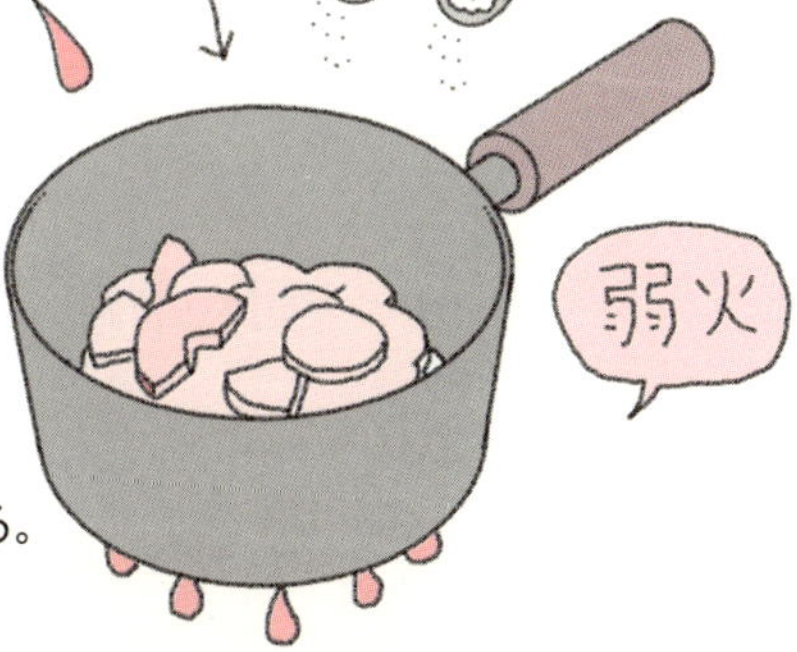

# ねぎの刺激臭アリシンには コレステロール改善の効果が

〝オサカナスキヤネ〟のねぎは、長ねぎのほか、玉ねぎ、にんにく、にらも含みます。

ねぎ特有のつんとくる刺激臭のもとアリシンには、血糖値を下げ、善玉・ＨＤＬコレステロールを増やし、悪玉・ＬＤＬコレステロールを減らす作用があります。ほかにもアリシンは、消化の促進や殺菌作用、抗菌作用など、さまざまな働きがあります。脂質と結びつくと、抗酸化作用や血栓予防の効能があるといわれています。またねぎに含まれるカロテンは、体内でビタミンＡに変わり、活性酸素を抑制します。

生の玉ねぎを切っていると、鼻の奥がつんと痛くなってきます。これは硫化アリルという揮発性の催涙成分が、玉ねぎに含まれているためです。体内にとり込まれた硫化アリルは、アリシンに変化して右記の効能を発揮します。さらに玉ねぎ特有のピラジンという物質は、血小板が固まるのを防いでくれる働きをします。

加えてにんにくには、赤血球をしなやかにする作用も持っています。

# ねぎの薬味たっぷり冷や奴

**材料（2人分）**

玉ねぎ…1/2コ　長ねぎ…みじん切り大さじ1
みょうが…1/2コ　しょうが…親指大
ごま油…大さじ1　塩…小さじ1/3　豆腐…1/2丁

**作り方**

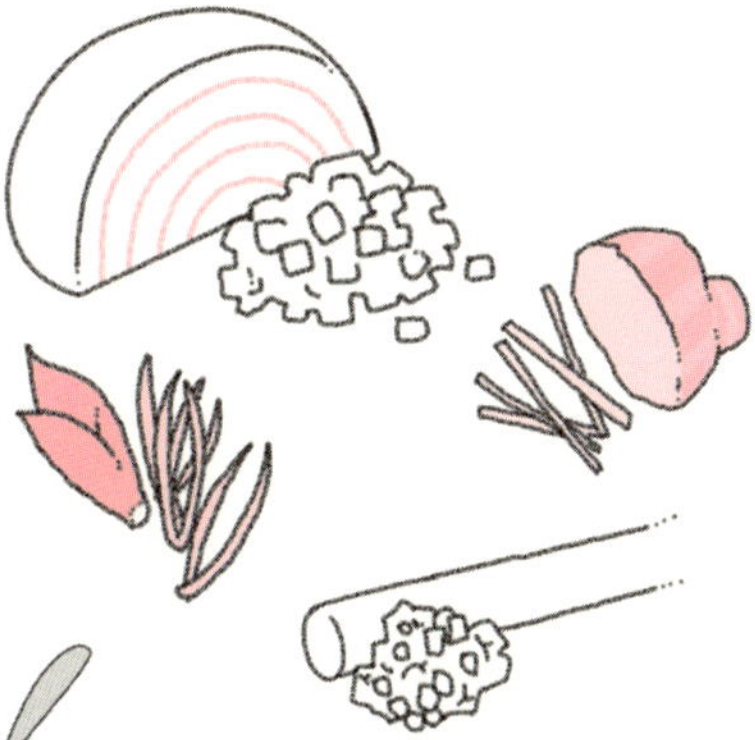

①玉ねぎと長ねぎはみじん切りに、みょうがは薄切り、しょうがは千切りにする。

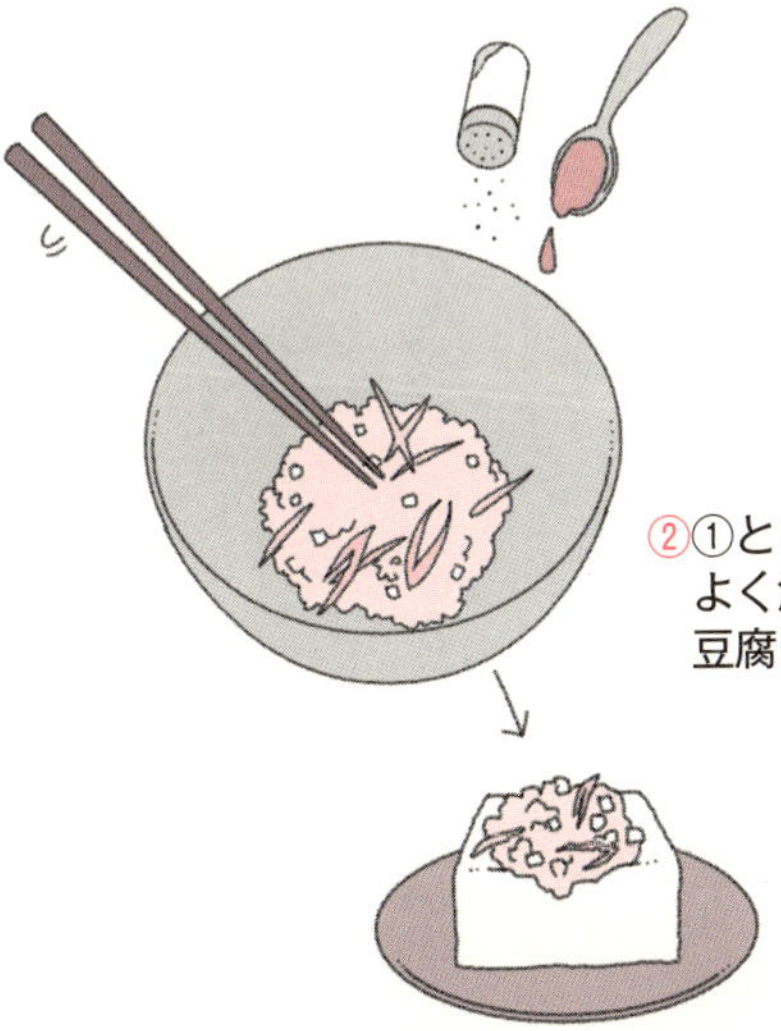

②①とごま油、塩をよく混ぜ合わせて、豆腐にのせる。

# 豆腐に含まれるイソフラボンは更年期前後の女性を救う

〝オサカナスキヤネ〟以外にもコレステロール値や中性脂肪値の改善に有効な食品があります。大豆を原料とする豆腐もそのひとつです。

豆腐に含まれるたんぱく質の50％を占めるグリシニンには、血液中のコレステロール値や中性脂肪値を下げる効果があります。

また植物性の不飽和脂肪酸である大豆レシチンは、血中コレステロール値を下げると同時に善玉・ＨＤＬコレステロールを増やす効果があるため、動脈硬化の進行を抑制します。

豆腐に含まれるイソフラボンにも注目です。イソフラボンは植物性ポリフェノールの一種で、代表的な女性ホルモンであるエストロゲンと似た構造を持っています。そのためエストロゲンが激減する更年期前後の女性のつらい症状を緩和したり、ホルモンの不足を補ったりすることができます。ほかにも抗酸化作用によって悪玉・ＬＤＬコレステロールの酸化を防ぐ働きや、血液の流動性をよくする作用もあります。

# カレー炒り豆腐

## ● 材料（2人分）●

もめん豆腐…1丁　にんにく…1片
しょうが…親指大　玉ねぎ…1/2コ
オリーブオイル…小さじ1　カレー粉…大さじ1/2
ブイヨン…100㎖　塩・こしょう…少々

## ● 作り方 ●

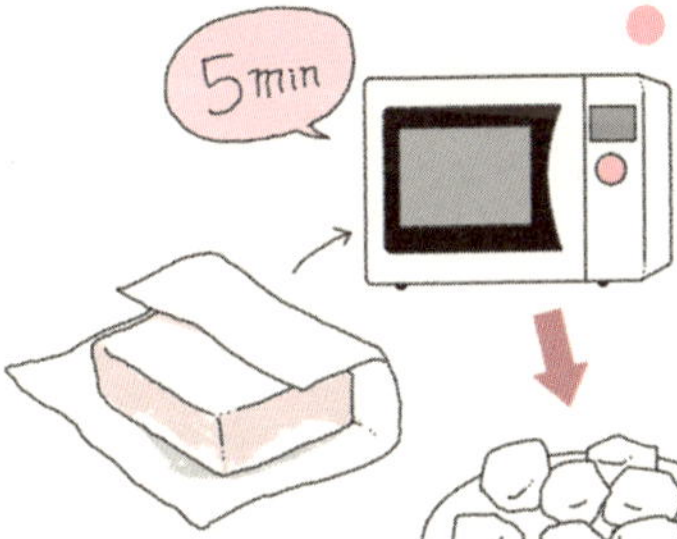


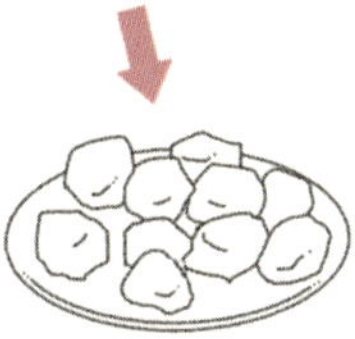

①もめん豆腐は
ペーパータオルに包んで
電子レンジで5分加熱。
手で粗くほぐしておく。

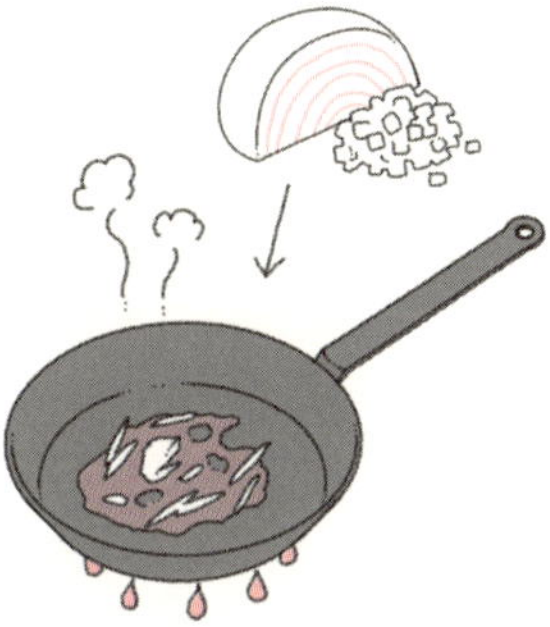

②フライパンにつぶした
にんにくとしょうがの細切り、
オリーブオイルを入れて
火にかけ、にんにくの香りが
出てきたら玉ねぎを
加えてよく炒める。

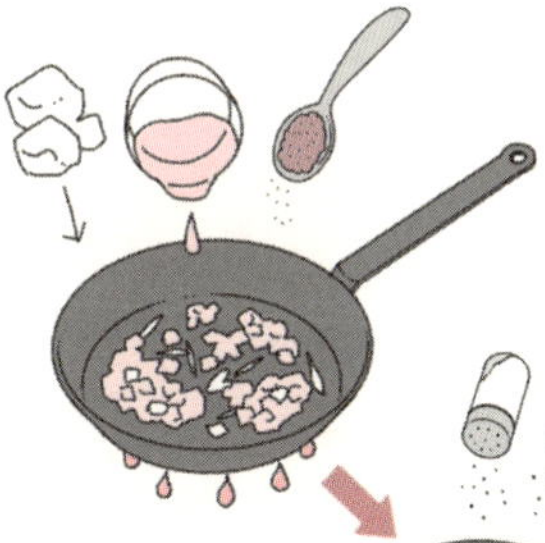

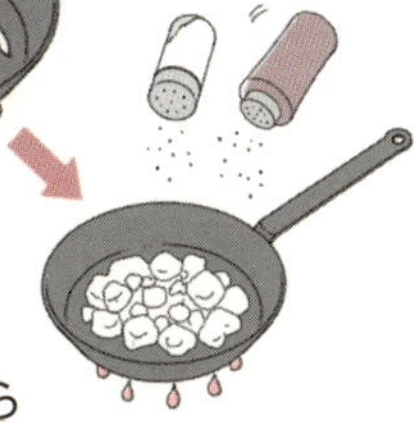

③玉ねぎに
火が通ったら
①の豆腐、カレー粉、
ブイヨンを入れて水分がなくなるまでしっかり炒める。
塩・こしょうで味を調える。

# 羊肉に含まれるL-カルニチンは肥満防止になくてはならない栄養素

アミノ酸の一種L-カルニチンは、体内の脂肪を燃焼させ、脂肪の蓄積を抑えるためになくてはならない栄養素です。体内でもわずかな量のL-カルニチンがつくられていますが、多くは肉類を食べることでL-カルニチンを摂取しています。なかでも多く含まれるのが羊肉で、豚肉の7倍、牛肉の3倍と圧倒的な差をつけています。

取り込まれたL-カルニチンの大半は筋肉に運ばれ、脂肪を燃やしてエネルギーを生むために働きます。残りはアセチル-L-カルニチンという形になって、その一部は脳に運ばれていきます。そして脳の活動を活発にして、認知症などの病気を予防するとともに、心身の疲労を回復させるためにも役立っているといわれています。

羊肉の独特のにおいが苦手という人は、レシピにあるようにヨーグルトをもみ込んでから調理すると食べやすくなります。健康志向の時代にふさわしいたんぱく源として、羊肉は今後ますます見直されていくでしょう。

# ラムのねぎ炒め

材料（2人分）

ラム肉…100g　プレーンヨーグルト…大さじ３
にんにく…１片　唐辛子…１本　オリーブオイル…小さじ１
長ねぎ…２本　塩・こしょう…少々

作り方

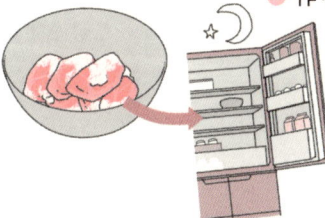

①ラム肉にヨーグルトをもみ込み、冷蔵庫で一晩おいておく。

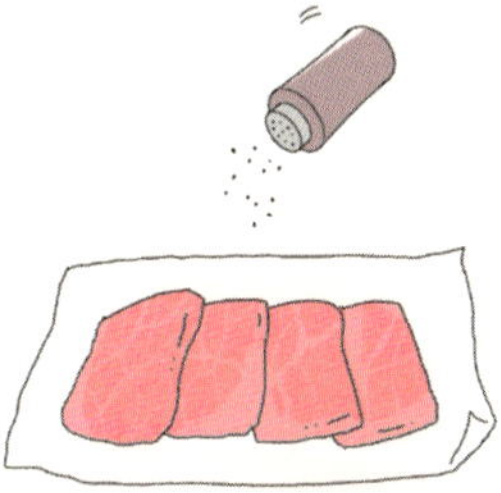

②①のラム肉のヨーグルトをきれいにふきとり、軽く塩・こしょうをする。

③フライパンににんにく、唐辛子、オリーブオイルを入れて火にかけ、にんにくの香りが出てきたらラム肉を加えて炒める。

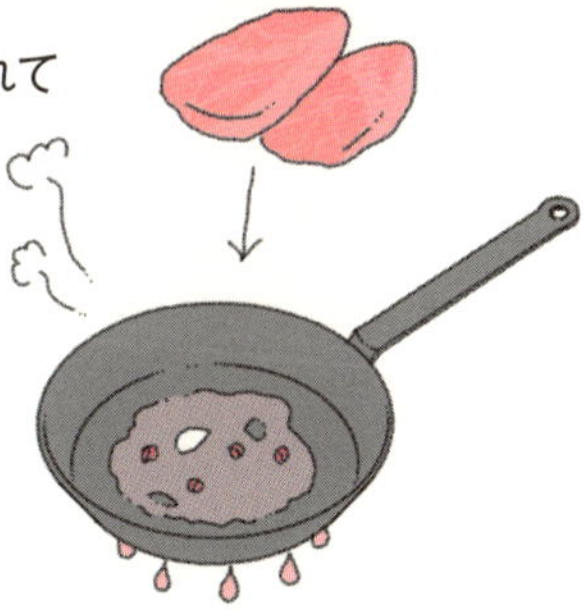

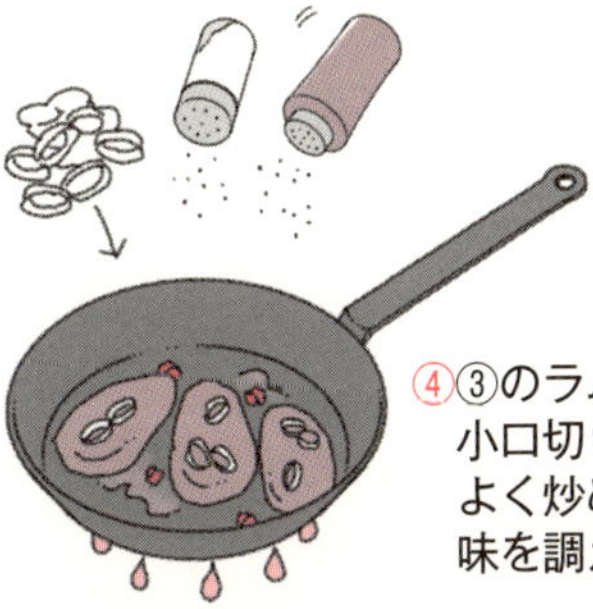

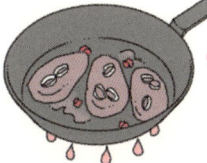

④③のラム肉に火が通ったら、小口切りにしたねぎを加えてよく炒め、塩・こしょうで味を調える。

column 6

# 美容にも悪影響
# 活性酸素は女性の大敵

お肌のシミ、ソバカス、シワや、髪のパサつき、枝毛なども、活性酸素によるものです。野外で紫外線を浴びたときに起こります。

表皮の色素細胞からつくられるメラニンは活性酸素を消去する作用を持っています。紫外線を強く浴びると、発生した活性酸素を消去しようとメラニンが集まってくるため、その部分がシミやソバカスになってしまうのです。また皮膚の再生に不可欠なコラーゲンは、活性酸素の害を受けると減ってしまいます。それと同時にその性質も変化して、シワができやすくなるのです。

髪がパサついたり、枝毛になったりするのも、活性酸素の仕業です。活性酸素は髪の組織をつくるたんぱく質を変質させます。また毛髪の製造工場、頭皮の毛母細胞を攻撃して損傷を与えます。細胞の再生が阻害された結果、ダメージヘアになってしまうのです。

活性酸素は病気だけでなく、女性の美容にとっても大敵だったのです。

# 第6章

# 生活習慣を見直し
# コレステロールや
# 中性脂肪を改善

# コレステロールと中性脂肪改善の第一歩は体重チェック

生活改善の第一歩として、毎日体重を量ってみましょう。ＬＤＬコレステロールや中性脂肪をこれ以上増やさないためには、体重を減らすことがいちばんです。体重を量るだけで、やせられるケースは意外に多いのです。

正しい体重の量り方は、毎日同じ時間に、同じ服装で量ることです。体重は１日のうちでも増減があるので、一定の基準を決めておかないと正しい測定値にはなりません。

毎日体重を量る習慣がつけば、明日の体重のことを考えて、おなかいっぱい食べるクセや夜食を食べるクセなど、食生活のよくない習慣を見直すきっかけにもなるはずです。また増減がひと目でわかるよう、毎日の体重をグラフにして、見えるところに貼っておくのもおすすめです。

体重計に乗るのが楽しみになってくれれば、生活改善の第一歩は、なかば成功したといってよいでしょう。

## ●体重チェックの習慣

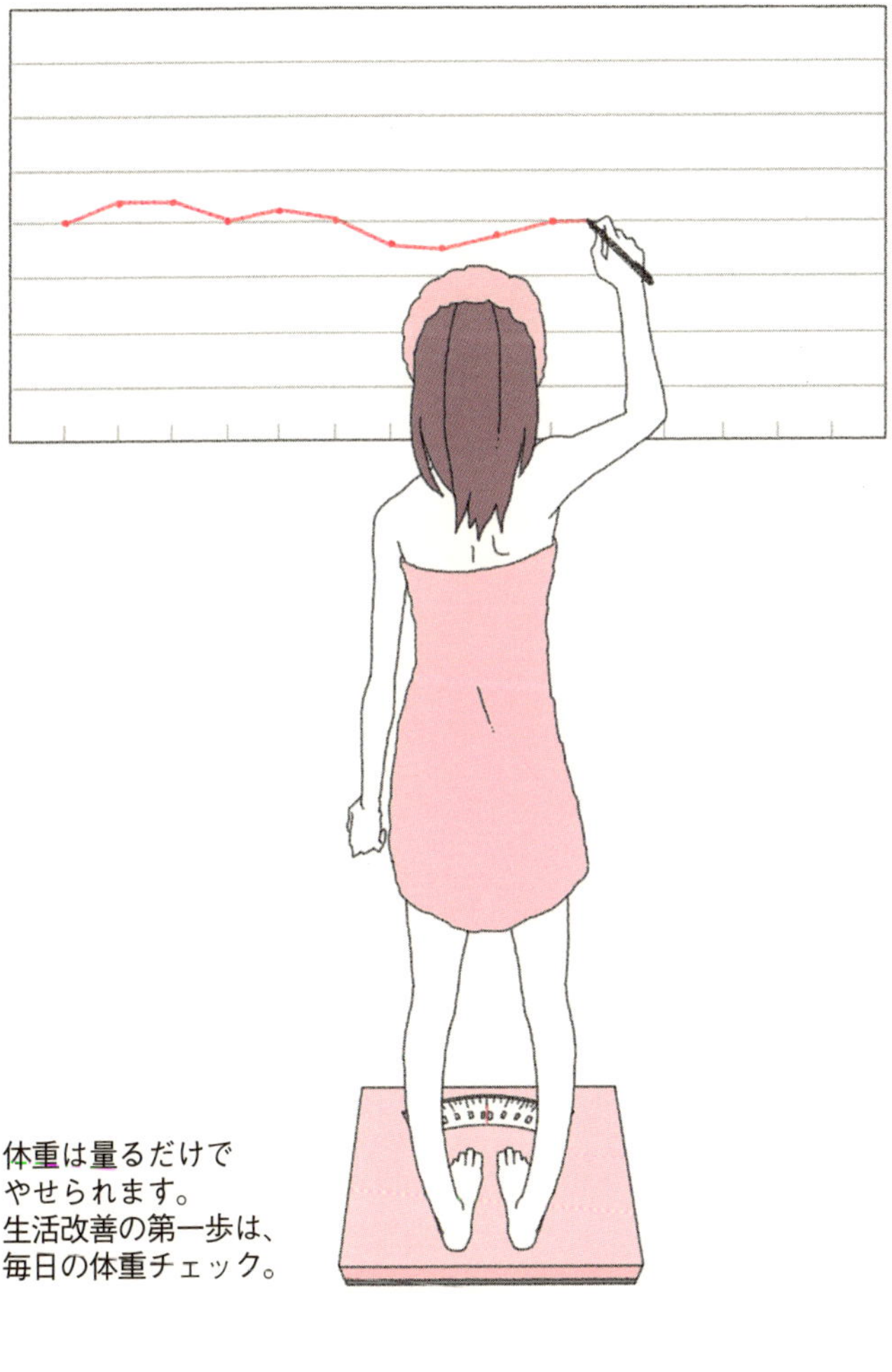

体重は量るだけで
やせられます。
生活改善の第一歩は、
毎日の体重チェック。

# たばこに含まれる活性酸素が動脈硬化を引き起こす

たばこは活性酸素の問題と大きくかかわっています。たばこの煙には、活性酸素がたくさん含まれています。喫煙者の血液を調べてみると、β-カロテンやビタミンC、ビタミンEといった抗酸化ビタミンが減少しています。これはたばこにより発生した血液中の活性酸素と戦って、それを除去するために使われたと考えられます。

喫煙そのものが、内臓肥満にかかわっているともいわれます。実際に1日のたばこの本数が多い人ほど、メタボリックシンドロームの発症率が高いという報告があります。

たばこが糖尿病を引き起こすこともあります。ニコチンの作用によって血管が収縮し、慢性的にアドレナリンや副腎皮質ホルモンの放出を促します。その結果、インスリンが効率よく働かないインスリン抵抗性の状態となり、血糖値を上昇させるのです。

たばこを吸う人は、食生活に問題があり、お酒もたくさん飲み、運動不足なことが多いようです。こうした悪い生活習慣にたばこが加わることで、動脈硬化が急速に進みます。

## ●習慣的に喫煙している人の割合

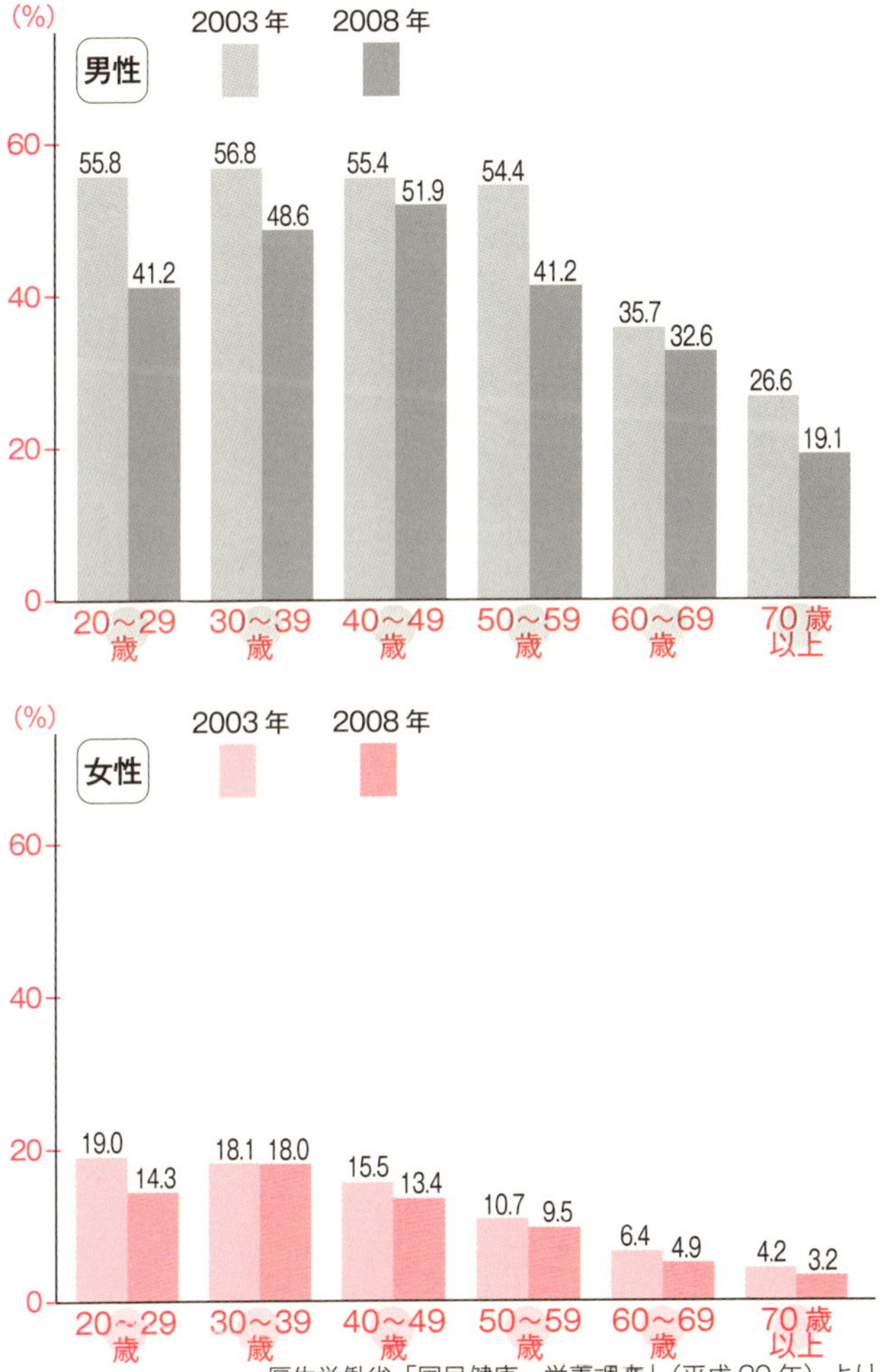


厚生労働省「国民健康・栄養調査」（平成20年）より

# 強いストレスは心の病気だけでなく コレステロールや中性脂肪も増加させる

ストレス社会といわれている現代では、誰もがストレスを抱えています。強いストレスは、神経症や心身症など心の病気の原因となりますが、そればかりでなく、血液中のＬＤＬコレステロールや中性脂肪も増加させます。

またストレスによる二次的影響も深刻な問題です。ストレスがあると、甘いものを食べすぎたり、お酒を飲みすぎてしまったりと、食べすぎ飲みすぎが習慣化してしまいがちです。こうしたストレス解消法では、血糖値がいつも高くなるため、インスリンの働きが悪くなり、糖尿病の原因となってしまいます。

ストレス解消には、軽い運動をおすすめします。日常的に軽い運動をしている人としていない人では、している人のほうがはるかにストレスが少ないという報告があるのです。

またカルシウムやビタミンＣの不足もストレスに負けてしまう原因となります。これらには抗ストレス作用があるので、サプリメントなどで、積極的にとり入れましょう。

## ●最近1ヵ月間にストレスを感じた人の割合

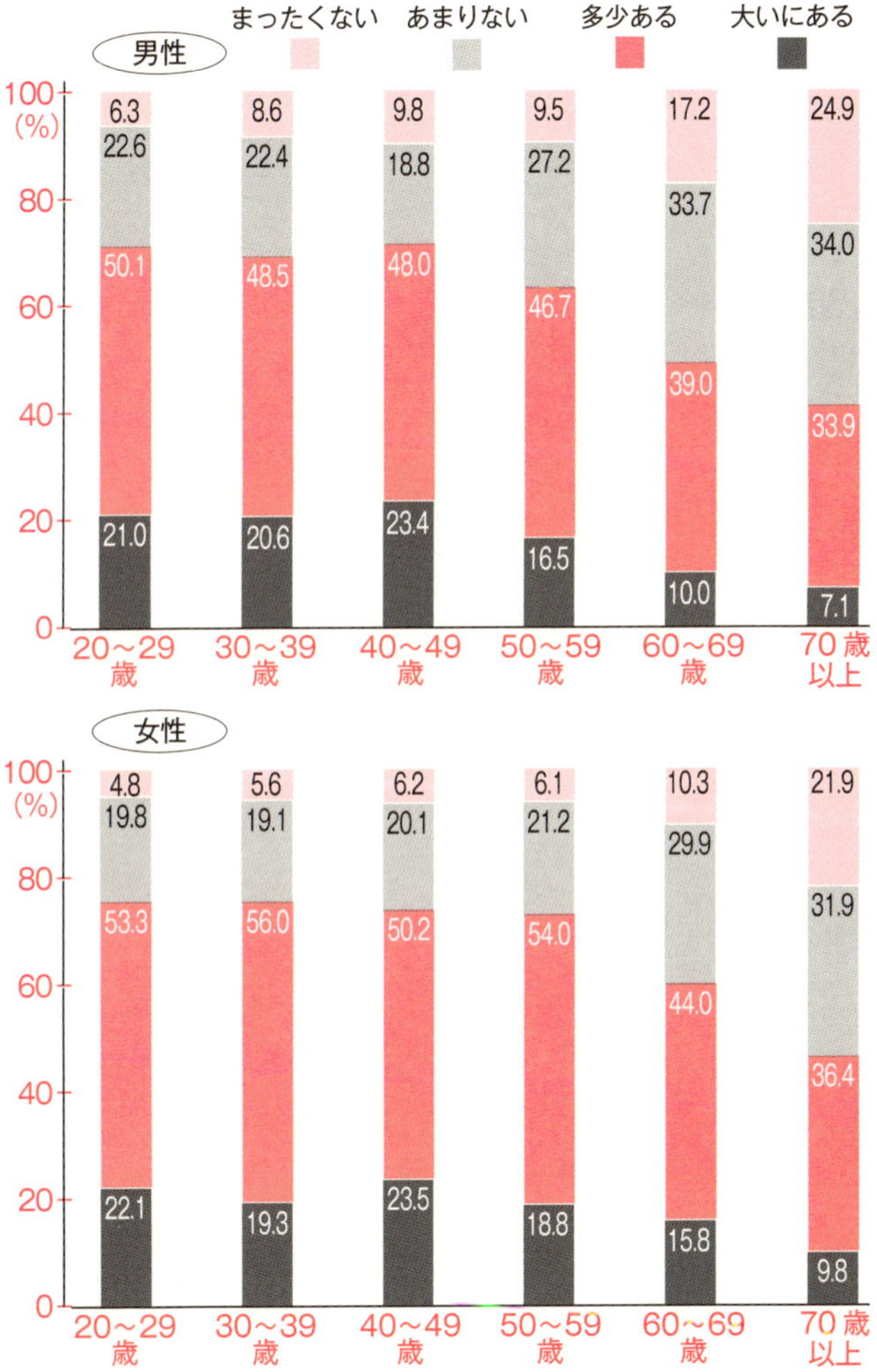


厚生労働省「国民健康・栄養調査」（平成20年）より

# 脂肪がたまりにくい体をつくるには便秘の解消も不可欠

肥満の人は便秘がちといわれます。とくに内臓肥満の人に、便秘で悩んでいるケースが多く見られます。内臓肥満の人は小腸や大腸が、おなかにたっぷりついた内臓脂肪の中に、埋もれてしまっています。腸は周りから脂肪で押さえつけられているため、内側のスペースを十分広げることができません。さらに運動をして腸に刺激を加え、ぜん動運動を促そうとしても、おなかの脂肪がじゃまになり、腸まで刺激が伝わりません。こんな理由から、内臓肥満の人は、便秘がちになってしまうのです。

便秘が慢性化すると代謝が低下して、ますます脂肪をためやすい体質になってしまいます。脂肪がたまりにくい体をつくるには、排便も不可欠なのです。

また便秘が続くとさまざまな不調をもたらします。高血圧症や動脈硬化の原因にもなります。便秘を予防するには、規則正しい生活、食物繊維の摂取、ストレスの解消、そして体を動かす習慣をつけることです。

## ●こうすれば便秘解消

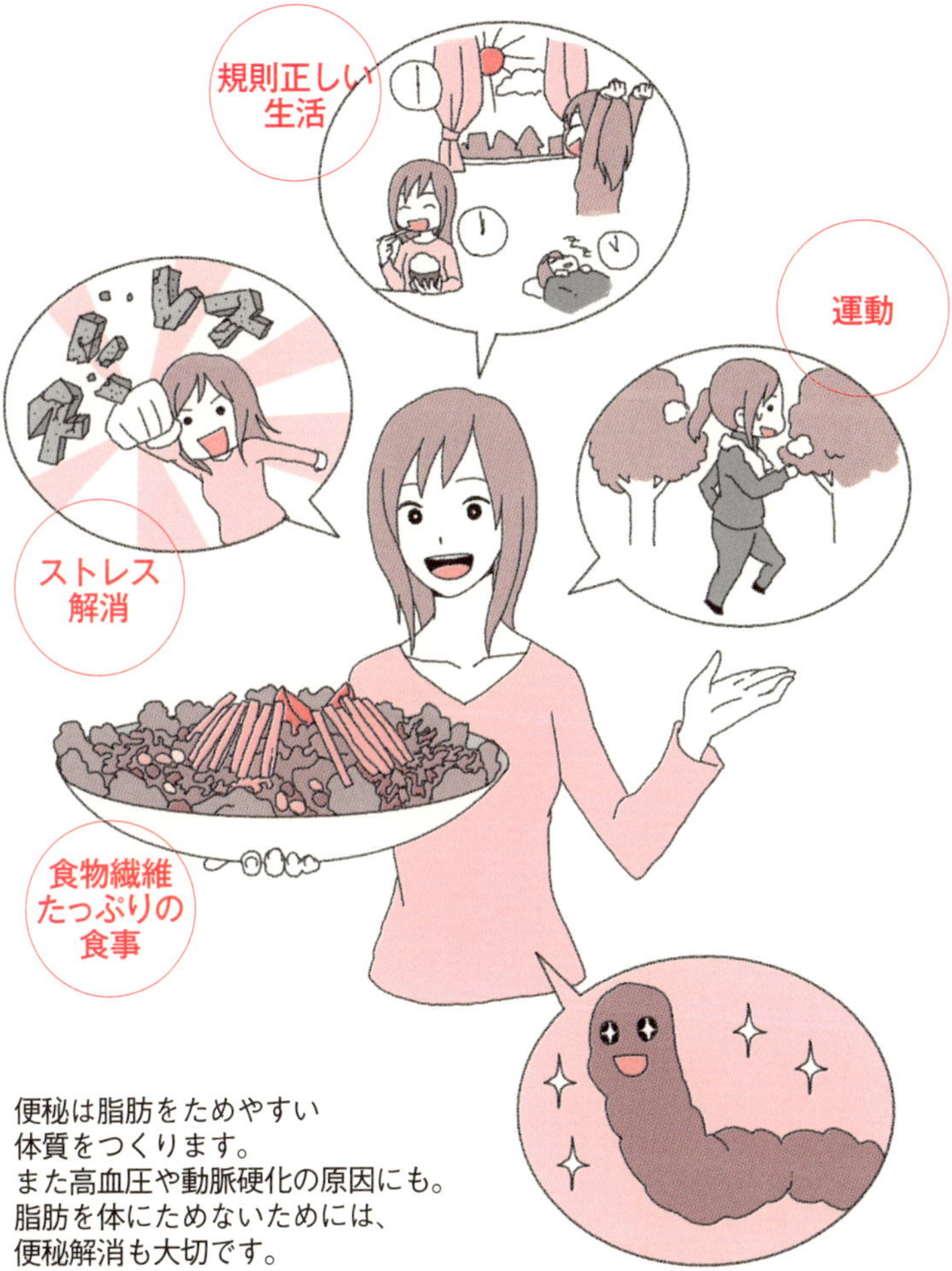


便秘は脂肪をためやすい
体質をつくります。
また高血圧や動脈硬化の原因にも。
脂肪を体にためないためには、
便秘解消も大切です。

# 睡眠不足や不規則な睡眠が脂質異常症や糖尿病を引き起こす

睡眠不足や就寝と起床の時間が不規則になったりすると、血液に老廃物がたまり流れが悪くなってしまいます。それが続くとホルモン分泌や代謝の異常をまねき、脂質異常症や糖尿病などを引き起こす要因となります。

おとなの理想の睡眠時間は7時間といわれています。そこまで睡眠時間がとれない場合は、質のいい睡眠をとることを提案します。

まず守りたいのは、就寝と起床の時間を一定にすること。次にできるだけ12時前に就寝することです。就寝、起床の時間が不規則だと、自律神経が麻痺したり、ホルモンの分泌がアンバランスになってしまいます。また私たちの体内では、ホルモンによって細胞の修復や交換が行われています。その作業は睡眠中の12時前後に集中して行われています。

睡眠時間がわずかしかとれないという場合でも、少しでも早い時間の就寝を心がけましょう。深夜型ではなく早寝早起き型のほうが質のよい睡眠がとれるのです。

## 1日の平均睡眠時間

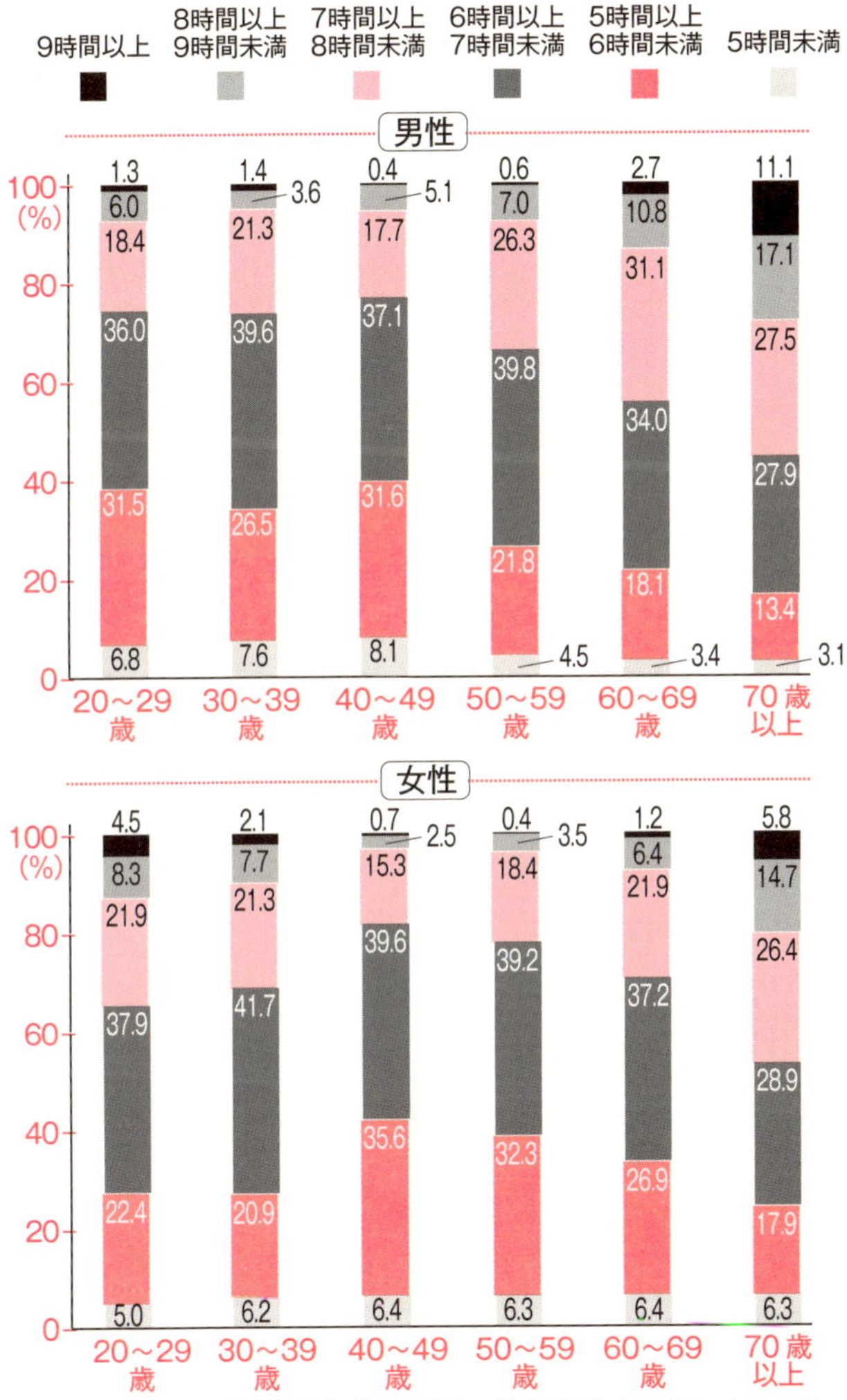
9時間以上
8時間以上 9時間未満
7時間以上 8時間未満
6時間以上 7時間未満
5時間以上 6時間未満
5時間未満
男性
100 (%)
80
60
40
20
0
1.3
6.0
18.4
36.0
31.5
6.8
1.4
3.6
21.3
39.6
26.5
7.6
0.4
5.1
17.7
37.1
31.6
8.1
0.6
7.0
26.3
39.8
21.8
4.5
2.7
10.8
31.1
34.0
18.1
3.4
11.1
17.1
27.5
27.9
13.4
3.1
20～29歳
30～39歳
40～49歳
50～59歳
60～69歳
70歳以上
女性
100 (%)
80
60
40
20
0
4.5
8.3
21.9
37.9
22.4
5.0
2.1
7.7
21.3
41.7
20.9
6.2
0.7
2.5
15.3
39.6
35.6
6.4
0.4
3.5
18.4
39.2
32.3
6.3
1.2
6.4
21.9
37.2
26.9
6.4
5.8
14.7
26.4
28.9
17.9
6.3
20～29歳
30～39歳
40～49歳
50～59歳
60～69歳
70歳以上

厚生労働省「国民健康・栄養調査」(平成20年) より

## リラックスしてぬるめの入浴に体の免疫力を高める効果が

入浴はさまざまな健康効果をもたらします。お湯につかってゆっくりと全身を温めることで、血管の中の血液も温まります。その温かい血液が、体のすみずみの毛細血管を広げて、血液の循環をよくしてくれます。また体が温まると、血液中のマクロファージという白血球の動きが活発化して、古くなった細胞を取り除いてくれます。その結果、体の免疫力が高まるという効果も期待できます。

38～40℃のちょっとぬるめかなと感じる程度のお湯に、20分以上入ることが基本です。熱いお湯は避けましょう。熱いお湯につかると、交感神経が活発になり末梢神経が収縮します。その結果、血圧が急上昇し、心臓に負担をかけてしまいます。

十分に体が温まったら、最後に足のすねから先にシャワーで水をかけます。こうすることで、末梢の血管が刺激され、血液を押し戻すポンプの機能がよく働くようになります。血液の循環をよくするために、シャワーだけで済まさずに、ぜひ入浴をおすすめします。

## ●ゆっくり入浴

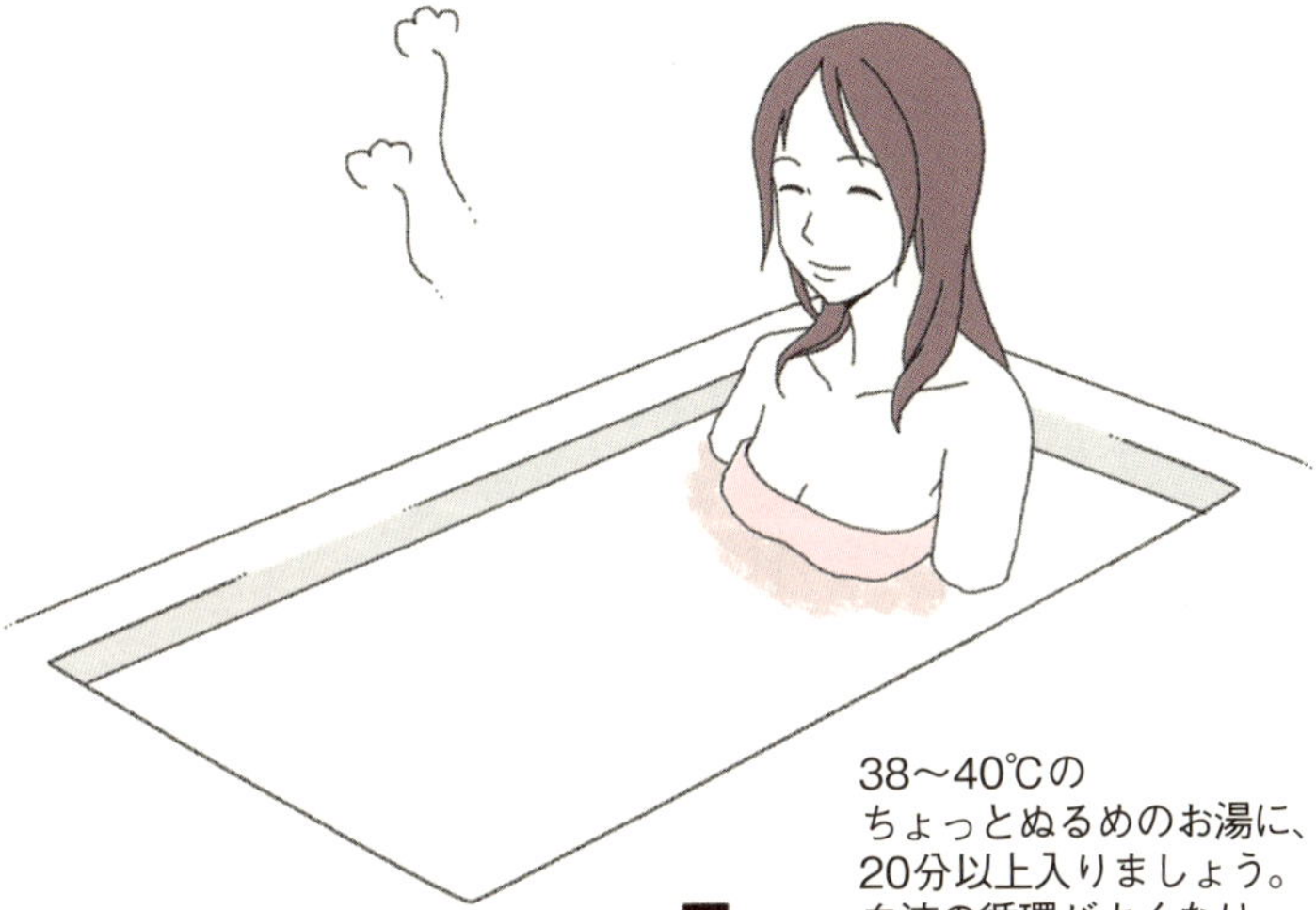

38～40℃の
ちょっとぬるめのお湯に、
20分以上入りましょう。
血液の循環がよくなり、
体の免疫力が高まります。

↓

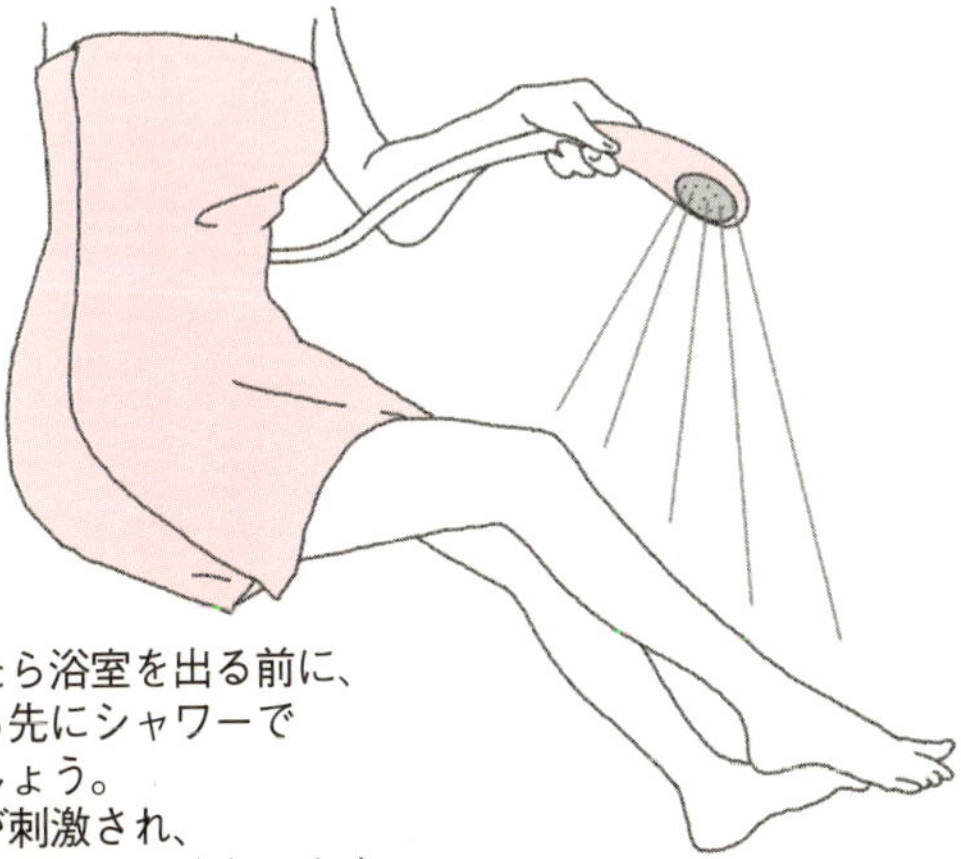

十分温まったら浴室を出る前に、
足のすねから先にシャワーで
水をかけましょう。
末梢の血管が刺激され、
血液の循環がさらによくなります。

# 特定健診を受けることが自分の健康を管理するスタート台

２００８年から、40〜74歳の人を対象に、特定健診・特定保健指導制度が始まりました。健診の結果から、メタボリックシンドロームとその予備軍を見つけ出し、保健指導を行うというものです。

特定健診の最初のステップは、内臓脂肪が蓄積していないかどうかを腹囲で推定します。次に、危険因子である①血清脂質異常、②血圧高値、③高血糖の3項目がいくつあるかをチェックします。内臓脂肪に加えて危険因子があると、医師や保健師から生活改善のアドバイスを受けるというシステムです。

血中コレステロールや中性脂肪の異常は①に該当します。

40歳以上の人ならば、この制度を積極的に活用して、自分の健康を自分で管理する生活のスタート台に立ってみましょう。また40歳未満の人でも、年に1回は必ず検査を受けるようにしましょう。

## 特定健康診査

メタボリックシンドロームを中心にした健診で、以下の項目を実施します。

### 基本的な項目

- 質問票（服薬歴、喫煙歴等）
- 身体計測（身長、体重、ＢＭＩ、腹囲）
- 血圧測定
- 理学的検査（身体診察）
- 検尿（尿糖、尿たんぱく）
- 血液検査
  - 脂質検査（中性脂肪、ＨＤＬコレステロール、ＬＤＬコレステロール）
  - 血糖検査（空腹時血糖またはHbA1c）
  - 肝機能検査（ＧＯＴ、ＧＰＴ、γ-ＧＴＰ）

### 詳細な健診の項目

**※一定の基準の下、医師が必要と認めた場合に実施。**

- 心電図
- 眼底検査
- 貧血検査（赤血球、血色素量、ヘマトクリット値）

## 特定保健指導

特定健康診査の結果をもとに、医師や保健師などから生活習慣の改善のアドバイスが受けられる制度です。メタボリックシンドローム該当者を対象とする積極的支援とメタボリックシンドローム予備軍を対象とする動機付け支援があります。

| 動機付け支援 | 積極的支援 |
|---|---|

**初回面接 ▶** 個別面接20分以上、または8名以下のグループ面接で80分以上。専門的知識・技術を持った者（医師・保健師・管理栄養士等）が、対象者に合わせた実践的なアドバイス等を行います。

**自身で、「行動目標」に沿って、生活習慣改善を実践**

（積極的支援）面接・電話・メール・ファックス・手紙等で、生活習慣の改善を応援します。（約3カ月以上）

**実績評価 ▶** 面接・電話・メール等で健康状態・生活習慣（改善状況）を確認（6カ月後）

column 7

## 体の内側と外側で
## 活性酸素をガードする

活性酸素から身を守るには、どうしたらいいのでしょうか。

まず、活性酸素を除去する物質＝抗酸化物質の摂取が必要です。その代表はβ-カロテンやビタミンC、ビタミンEで、これらは三大抗酸化ビタミンと呼ばれています（126ページ参照）。ほかにも緑茶のカテキン、赤ワインのポリフェノールなどに抗酸化作用があります。しかしそれだけではまだ不十分です。抗酸化食品をとるだけでなく、血液をサラサラに保つ食品をとることも大切です。つまり白血球が活性酸素に攻撃されず、いい状態で血液の中を流れるようにしてやる食品です。抗酸化食品と血液サラサラ食品を合わせたものが、“オサカナスキヤネ”と覚えておきましょう。（116ページ参照）

たばこは吸わない、紫外線はガードするなど、活性酸素の原因となる物質を体内に取り込まないようにすることも重要です。

活性酸素の害を避けるには、体の内側と外側、両面からのガードが大切です。

# 第7章

# 運動で
# コレステロールや
# 中性脂肪を改善

# 体を動かす習慣を身につけて コレステロールや中性脂肪値を低下

コレステロール値と中性脂肪値を改善するために、もうひとつ重要なことが、体を動かして、エネルギーを消費させることです。

エネルギー消費というと激しい運動を想像しますが、決してそんなことはありません。左の表は、いろいろな運動や活動をしたとき、10分間でどのくらいエネルギーが消費するかを、男女別に計算したものです。日常の生活でも、活動によっては運動以上のエネルギーを消費していることがわかります。

家庭ではマメに掃除をする、買い物は急ぎ足で行く。通勤ではひとつ前の駅で降りて歩く、エレベーターやエスカレーターを使わず階段を上るなどのちょっとした心がけで、運動並みのエネルギーが消費されるのです。

コレステロールや中性脂肪値低下のためのエネルギー消費とは、ハードな運動をすることではなく、体を動かす習慣をつけるということなのです。

## ●10分間で消費するエネルギー

| | 生活活動や運動の種類 | 消費カロリー（kcal） | |
|---|---|---|---|
| | | 男性 | 女性 |
| 日常の生活活動 | 乗り物に乗る（立位） | 24 | 19 |
| | ゆっくりした歩行（買い物・散歩） | 29 | 23 |
| | 炊事（準備・後片付け） | 30 | 24 |
| | 掃除機をかける | 31 | 25 |
| | 普通歩行（通勤・買い物） | 35 | 29 |
| | 洗濯（干す・取り込む） | 36 | 29 |
| | 入浴 | 37 | 30 |
| | 急ぎ足（通勤・買い物）、ウオーキング | 50 | 41 |
| | 階段昇降（平均値） | 62 | 50 |
| | 階段を上る | 82 | 67 |
| 運動 | バレーボール（9人制） | 35 | 29 |
| | 野球（平均値） | 42 | 34 |
| | ゴルフ（平地18ホール） | 45 | 36 |
| | ハイキング | 45 | 36 |
| | サイクリング（時速10km） | 49 | 40 |
| | ラジオ・テレビ体操 | 50 | 41 |
| | エアロビクス | 56 | 45 |
| | ボート、カヌー | 66 | 54 |
| | バレーボール（6人制） | 77 | 62 |
| | スキー | 77 | 62 |
| | 登山 | 77 | 62 |
| | サッカー、バスケットボール | 88 | 71 |
| | 水泳（遠泳） | 99 | 79 |
| | 縄跳び（1分間に60～70回） | 99 | 79 |
| | ジョギング（分速160m） | 104 | 84 |
| | ランニング（分速200m） | 141 | 114 |

（男性は体重70kg、女性は体重60kgの中高年の場合）

厚生労働省「第6次改定　日本人の栄養所要量」より

# コレステロールや中性脂肪改善の運動は筋肉運動、有酸素運動、ストレッチが基本

前のページでは、体を動かす習慣が大切と書きましたが、それには適切な運動を続けるのも効果的です。コレステロールや中性脂肪改善のための運動は、その目的によって3つに分けられます。

・**筋肉運動**：筋肉を増やすための運動。ダンベル体操、スクワットなど。
・**有酸素運動**：脂肪を燃やすための運動。ウオーキング、ジョギングなど。
・**ストレッチ**：筋肉をいたわるための運動。柔軟体操、整理体操など。

筋肉運動によって筋肉を増強し、その筋肉を利用して有酸素運動で脂肪を燃やし、ストレッチで筋肉をいたわるというのが、エネルギーを消費させる正しい運動のやり方です。

しかしハードな運動をする必要はありません。普段運動していない人が激しい運動をすると、血圧が急に上がり心筋梗塞や脳梗塞になりかねません。さらに激しい運動は長続きしません。無理なくずっと続けていける運動が必要です。

## ●運動で脂肪をためない体をつくる

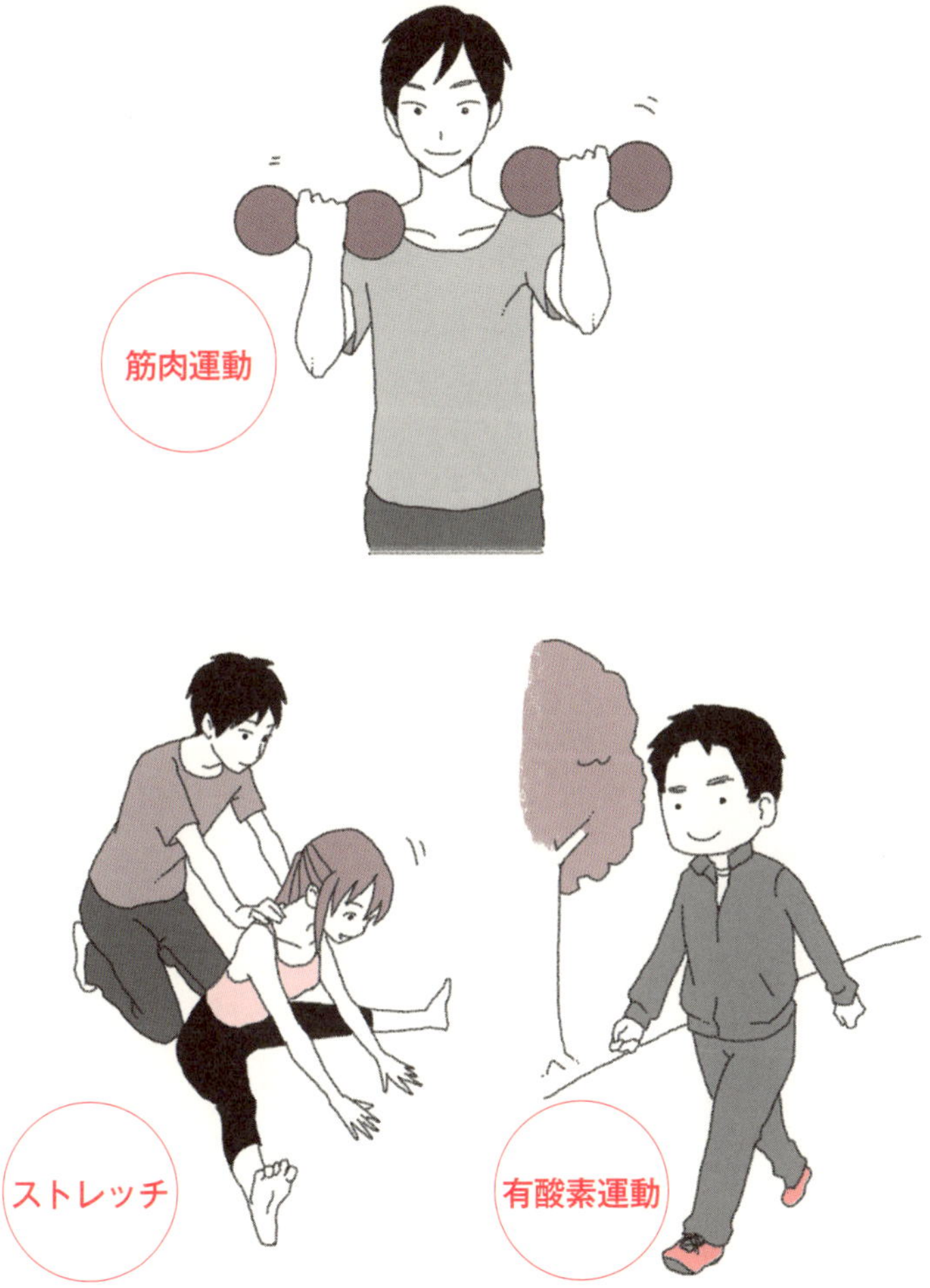


筋肉を増やす筋肉運動、その筋肉で脂肪を燃やす有酸素運動、
筋肉をいたわるストレッチ。
脂肪をためない体をつくる運動の基本です。

# 筋肉運動で赤筋を鍛え
# 脂肪の燃えやすい体をつくる

体のエネルギーを消費するということは、普段からエネルギーをたくさん使う体になるということです。エネルギーをたくさん使うとは、基礎代謝を高くするということです。基礎代謝とは、動かずにいても消費されるエネルギー、男性なら1日１５００ｋｃａｌ、女性でも１２００ｋｃａｌは必要です。

基礎代謝を決めるのは筋肉の量です。筋肉は糖質や脂質を燃やしてエネルギーを消費する場所。つまり、筋肉を増やせば基礎代謝は増えるのです。

人間の筋肉には2種類あります。疲れにくく持久力が高い「赤筋」（遅筋）と、瞬発力があり大きな力を出す「白筋」（速筋）です。赤筋は毛細血管が多く赤く見え、脂肪の焼却炉であるミトコンドリアを多く含んでいます。白筋はそれらが少ないため白く見えます。

赤筋は脂肪を燃やしてエネルギーにし、長時間の運動に耐える筋肉です。エネルギー消費のためには、赤筋を増やせばよいのです。

## ●ダンベル体操

### 体操1

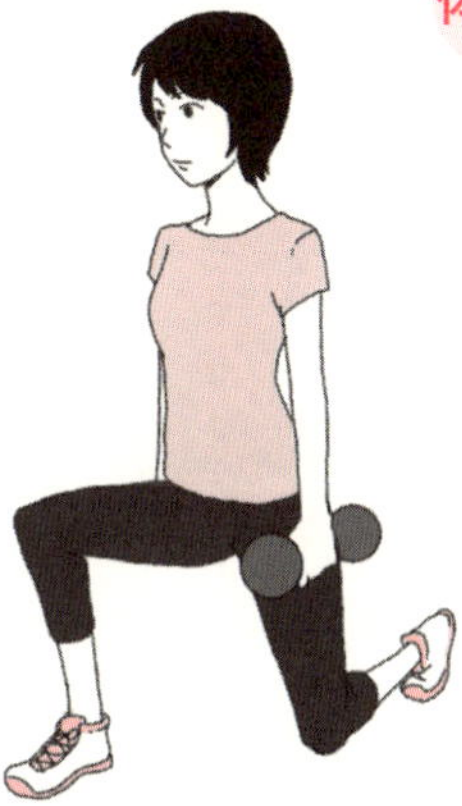

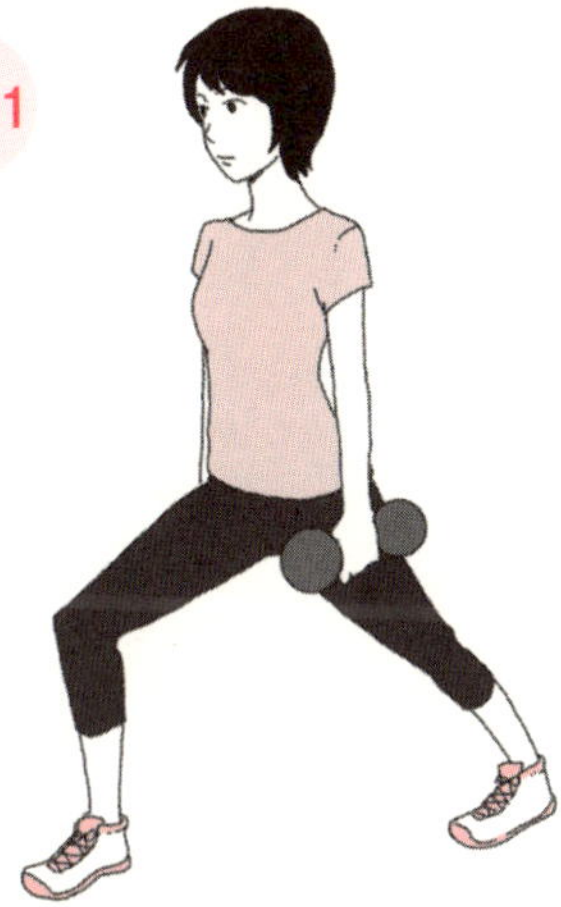

上半身をまっすぐに保ったまま、ゆっくりと腰を落とします。
左足も同様に行います。

足を開き右足を前に出し、両手にダンベルを持ちます。
腕はまっすぐ下に伸ばします。

### 体操2

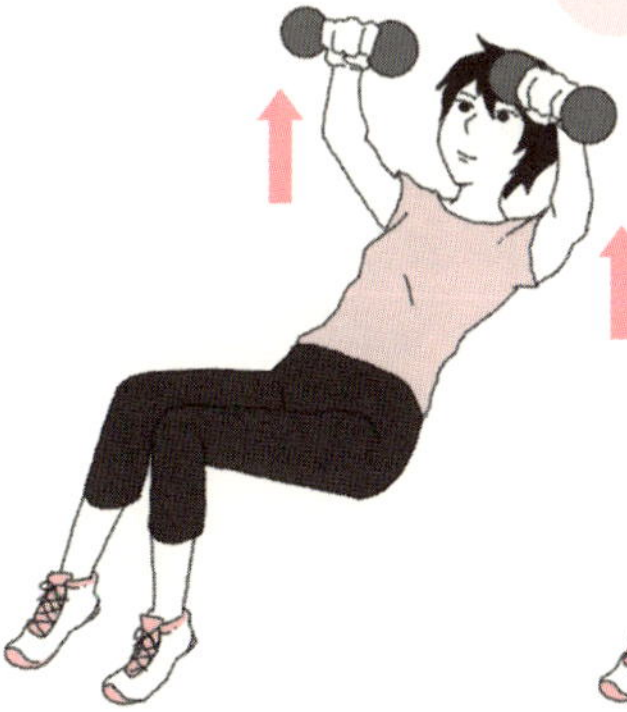

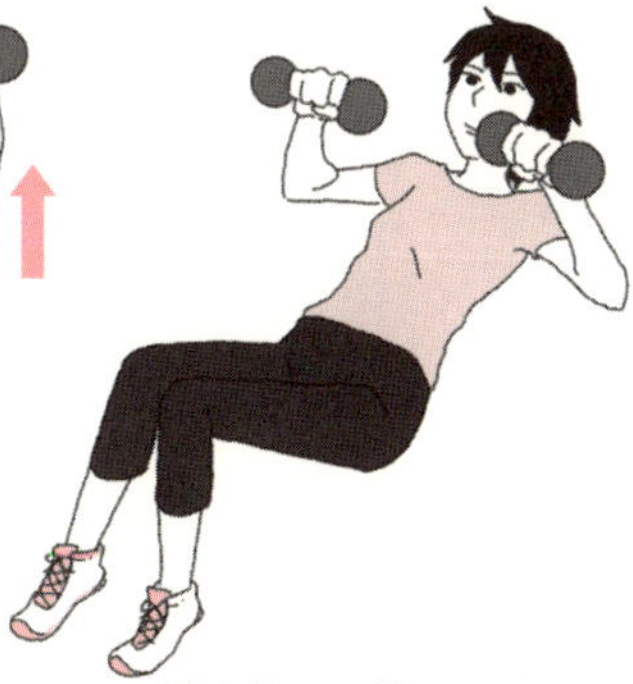

胸を張った状態をくずさずに、まっすぐ上にダンベルを持ち上げます。
これを数回繰り返します。

二の腕を体から離し、胸を張った感じでダンベルを持ちます。
ひざは軽く立てておきます。

筋肉を増やすとは、正確には筋肉の繊維を太くするということです。脂肪を燃やしてくれる赤筋を鍛え、繊維を太くするためには、1回あたりの負荷が高くない運動を回数多く行うのが効果的です。それにはダンベル体操、腹筋・背筋運動、スクワットなどがよいでしょう。

筋肉には、速く動かすよりゆっくり動かしたほうが、血液が行き渡って新しい組織が生まれやすいという特徴があります。この特徴をいかして運動を行います。

ダンベル体操、腹筋・背筋運動、スクワットを、反動をつけずにゆっくりと繰り返し行います。呼吸を止めず、酸素を体のすみずみまで行き渡らせるようにします。息を止めての運動はいけません。息を詰めて筋肉を収縮させると血圧が上がり、心筋梗塞などを起こしかねません。

ふくらはぎのヒラメ筋や背骨をささえる脊柱起立筋など、姿勢を保つための筋肉には赤筋が多く存在しているので、重点的に鍛えるとよいでしょう。太ももの大腿筋など、大きな筋肉を鍛えるのも効果があります。筋肉が大きい分、基礎代謝を増やすことができます。

ミトコンドリアを多く含む赤筋が増えれば、脂肪の焼却炉が増えることになります。そこでは常に脂肪が燃えつづけるため、やがて脂肪のたまらない体になるはずです。

## ●腹筋・背筋運動

### 腹筋運動

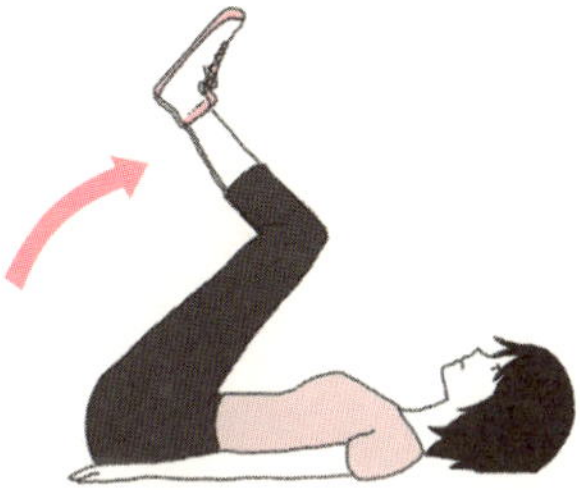

足を上げ、ひざを胸に近づけます。
ひざの角度を変えないで足を上げることが大切です。

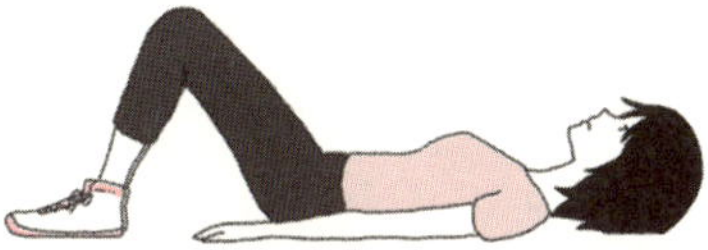

仰向けになり、ひざは軽く立てておきます。
腕は体の横に自然に置きます。

### 背筋運動

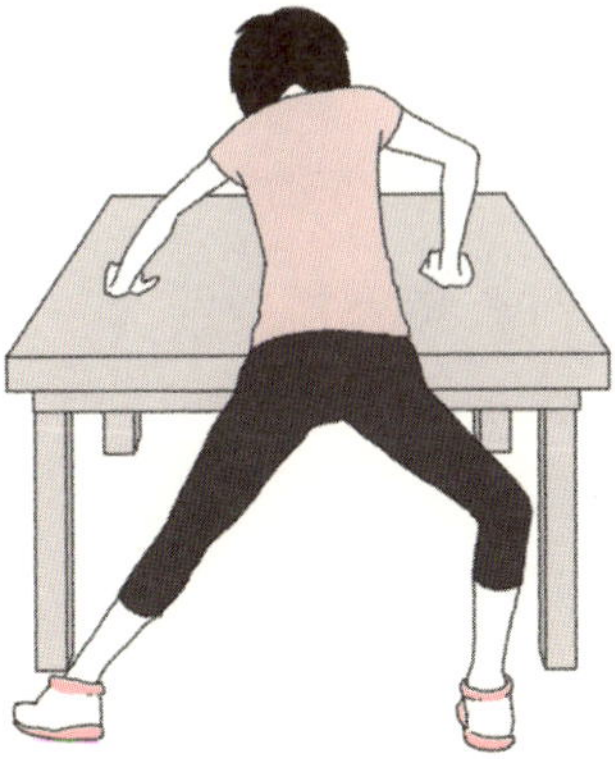

右に体を傾けて体重移動をし、体をもとに戻します。
これを数回繰り返し、左も同様に行います。

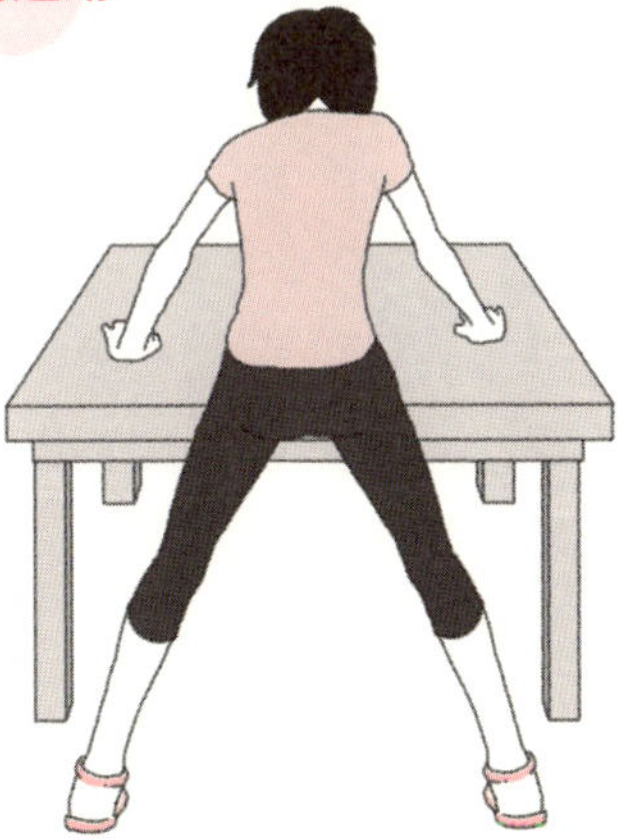

両手を肩幅より広く開いて机の上に置きます。
足は大きく開きます。

# テレビを見ながらでもできるスロースクワットで赤筋増強

部屋の中のちょっとしたスペースで、わずかな時間でできる筋力トレーニング、スロースクワットを紹介します。

足は肩幅より少し広めに開きます。息を吸いながらゆっくりひざを曲げ、息を吐きながら立ち上がります。

太ももが床に水平になるまで腰をおろし、ひざがつま先の真上にくるまで曲げましょう。ひざがつま先より前に出てしまうと、ひざを痛めてしまうので注意します。立ち上がったときは、ひざが伸びきらない状態にしておきます。

5秒で曲げて5秒で伸ばす、10秒かけて1回のスクワットを行います。これを朝・夕5回ずつ計10回、毎日実行することをおすすめします。

軽い負荷が持続してかかるので、赤筋を増やすのにピッタリです。テレビを見ながらでもできるので、気軽に始めてみましょう。

## ●スロースクワット

足は肩幅より少し広めに開きます

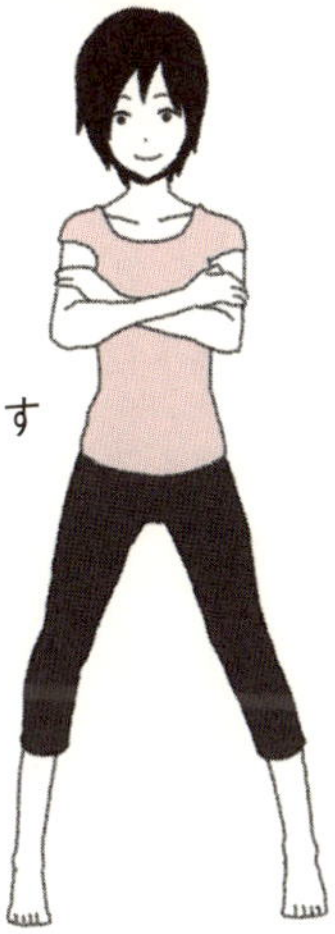

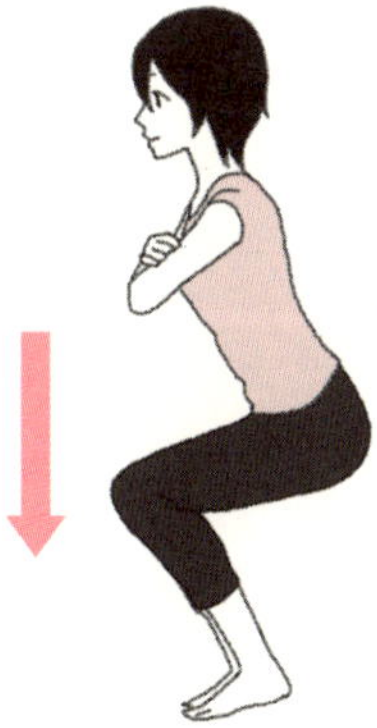

５秒かけて、息を吸いながらゆっくりひざを曲げます。ひざがつま先の真上にくるまで曲げましょう。

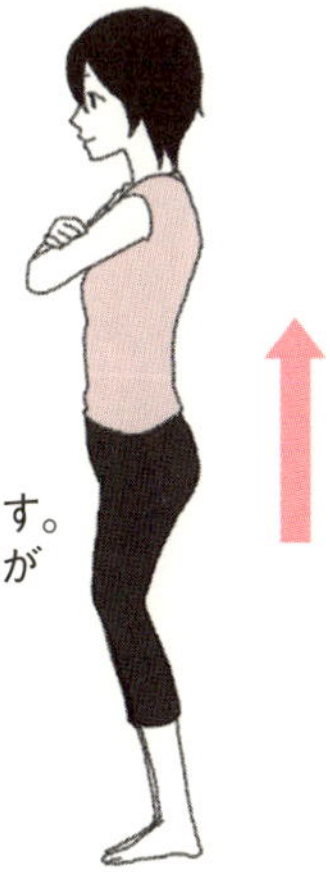

５秒かけて、息を吐きながらゆっくり立ち上がります。立ち上がったときひざが伸びきらない状態にしておきます。

# ちょっときつめの有酸素運動を1日30分、週3日行う

筋肉運動で赤筋を太くしたら、次は増えた筋肉で脂肪を燃焼させましょう。それには有酸素運動が最適です。ウオーキング、ジョギング、エアロビクス、水泳、サイクリングなどが、有酸素運動の代表例としてあげられます。

ただし、効率的に脂肪を燃やすためにはコツがあります。ちょっときつめな運動を1日に合計30分、それを週3回以上行うのです。ちょっときつめとは、冬でも軽く汗ばむ程度。これをすることで、酸素を十分体に取り入れ、体脂肪を燃やすことができます。

今一番のおすすめは、足踏みをするようにじれったいほど小股で走る〝ゆっくり（スロー）ジョギング〟。やり方は202ページで紹介しています。1日30分が理想ですが、それが無理なら5分でもいいので挑戦してみましょう。

また運動をする前にストレッチをすることも、けが防止と筋肉のケアの面で大切です。ストレッチは血行をよくして体温を上げ、全身の代謝をよくします。

## ●有酸素運動で体脂肪を減らすコツ

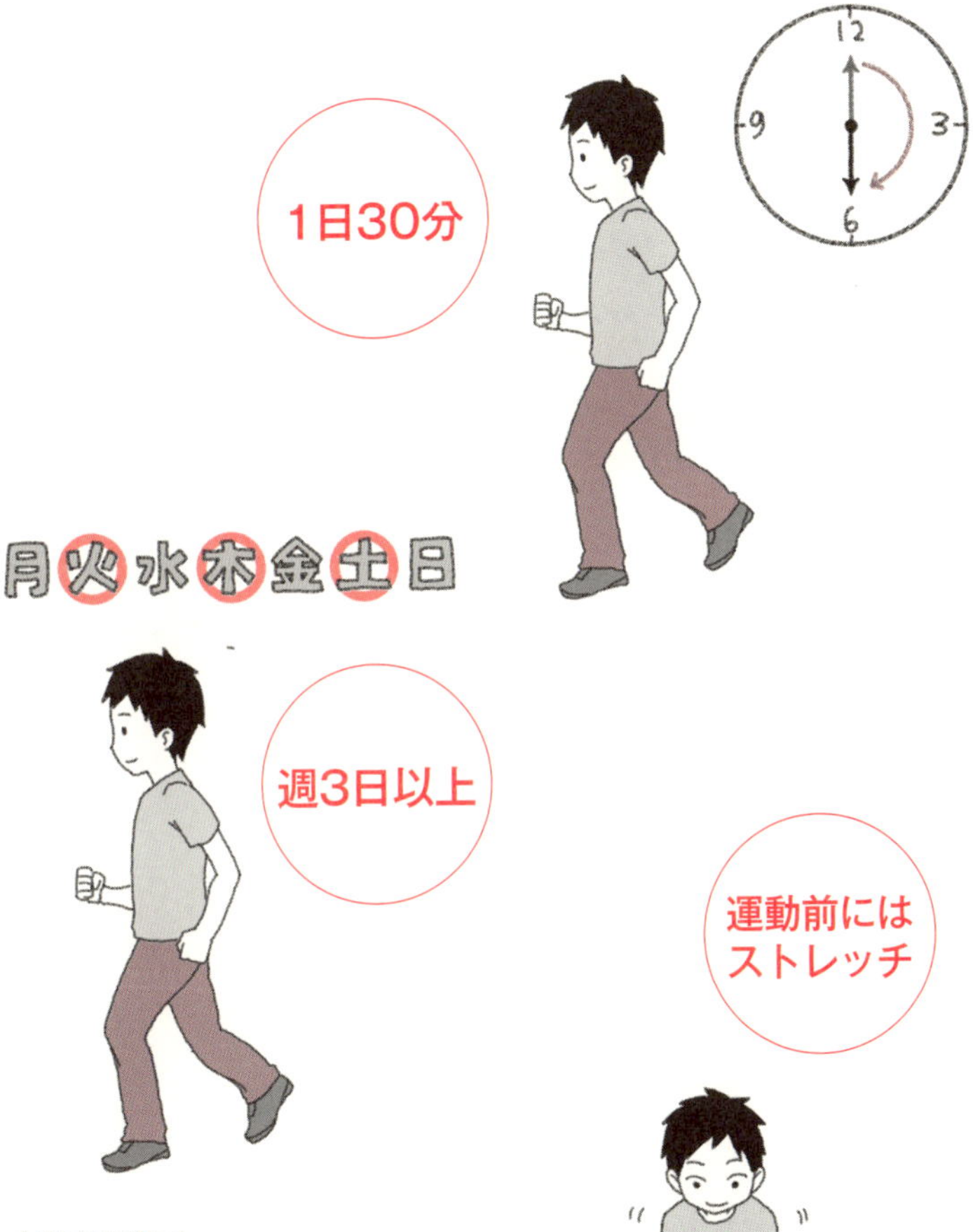


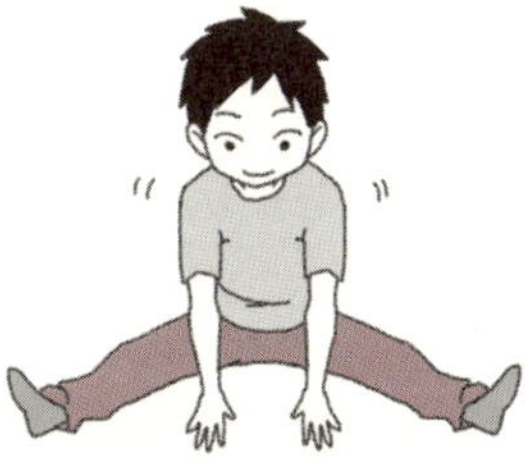


有酸素運動で
効率的に体脂肪を燃やすには、
冬でも軽く汗ばむ程度の
ちょっときつめな運動を、
１日30分、週３回以上行うのがコツ。

# 有酸素運動の基本ウオーキングと今流行のゆっくり（スロー）ジョギング

## ●ウオーキング

普通の生活で、３０００～４０００歩は歩いていると考えられるので、プラス６０００歩で合計1万歩を目指しましょう。時間にすると１００分、距離でいうと７㎞と考えてください。背すじを伸ばして、腕を大きく振って歩きます。軽い早足で、少し汗ばむ程度がちょうどよいスピードです。

## ●ゆっくり（スロー）ジョギング

運動に慣れている人には、ゆっくり（スロー）ジョギングがおすすめです。通常のジョギングとは異なり、歩くのと同じようなゆっくりした速度で走ります。地面を蹴るのではなく、押すような感覚で走ります。歩幅を小さく足踏みをするようにして走ると、自然とこの走り方のコツが身につきます。でも無理は禁物です。途中で疲れたら歩いてもいいんです。無理をしないで徐々に慣れていくことも大切なポイントです。

## ●有酸素運動1

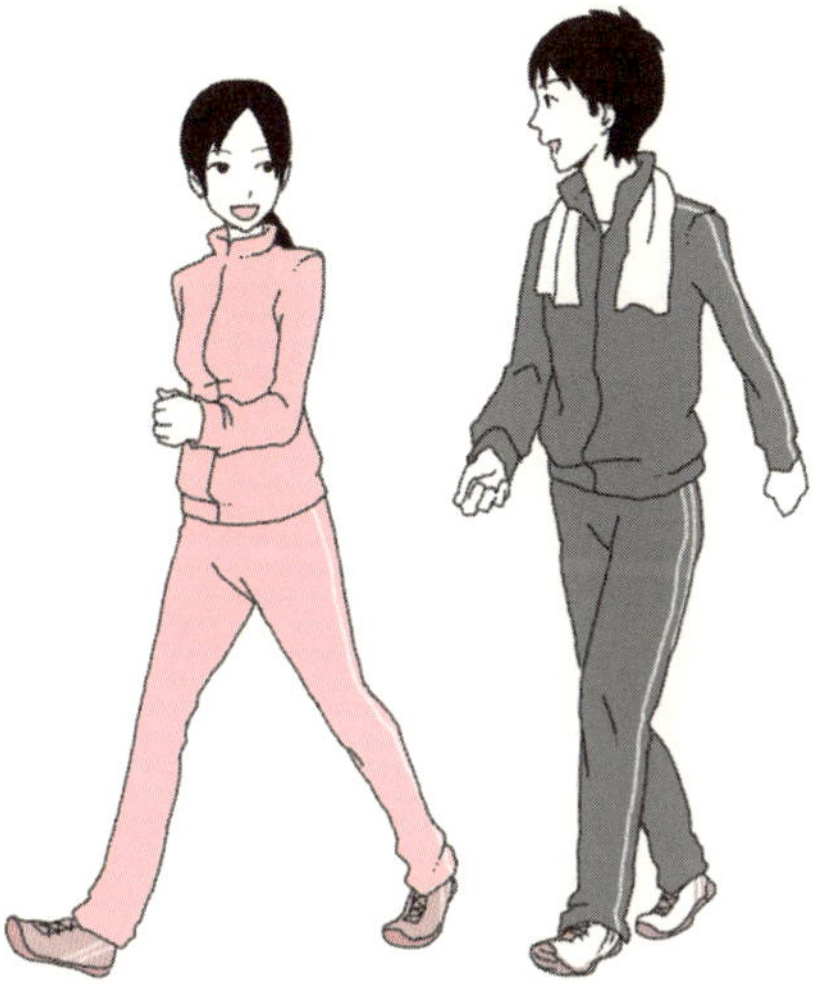

### ウオーキング

普通の生活とウオーキングで合計１万歩を目指しましょう。

とはいえ最初からがんばるのは三日坊主のもと。まずは自分のペースで続けることが大切です。

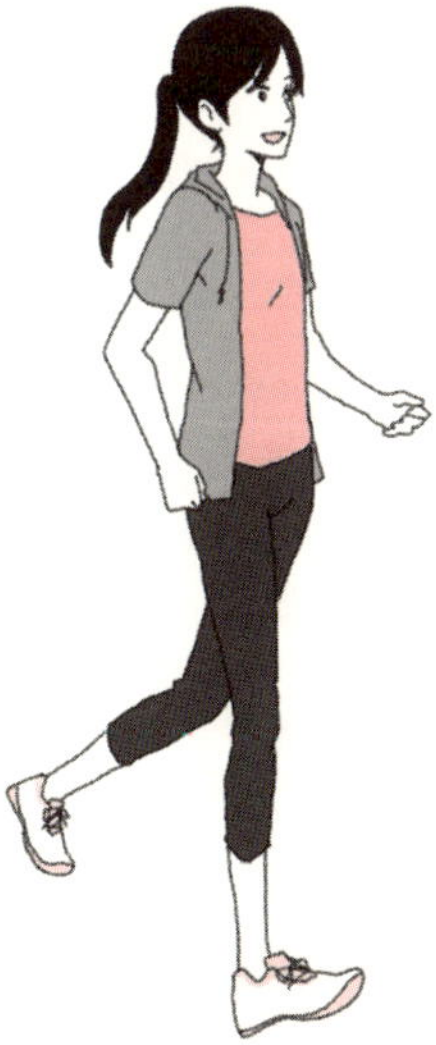

### ゆっくり（スロー）ジョギング

歩くのと同じようなゆっくりした速度で走ります。
歩幅を小さく足踏みをするようにして走ると、走り方のコツがつかめます。
そのとき、あごを少し上げ、口をあけて走ると、呼吸が楽にできます。
この体勢は、背筋を伸ばして走ることもできます。

## 水中ウオーキングやエアロビクスも脂肪を効率よく燃焼させる有酸素運動

### ●水中ウオーキング

プールの中で行う水中ウオーキングは、水の抵抗がほどよい負荷となり、歩いたり腕で大きく水をかいたりするだけで、かなりの運動量が期待できます。また水の浮力が働いて足腰の負担を軽くするので、腰痛や膝痛の人でもかなり楽に体を動かせます。

はじめは、腕を前後に動かしながら大またでゆっくり歩きます。慣れてきたら、平泳ぎのように水をかきながら進んだり、後ろ向きに歩いたりしてみましょう。

### ●エアロビクス

一見ハードなスポーツのようですが、きちんとインストラクターの指導を受けながら行えば、高齢になっても楽しめる、すぐれた有酸素運動です。

エアロビクスの教室には、かならずビギナー向けのレッスンや、負荷の少ない動き中心のクラスが設けられているので、それを利用します。

## ●有酸素運動2

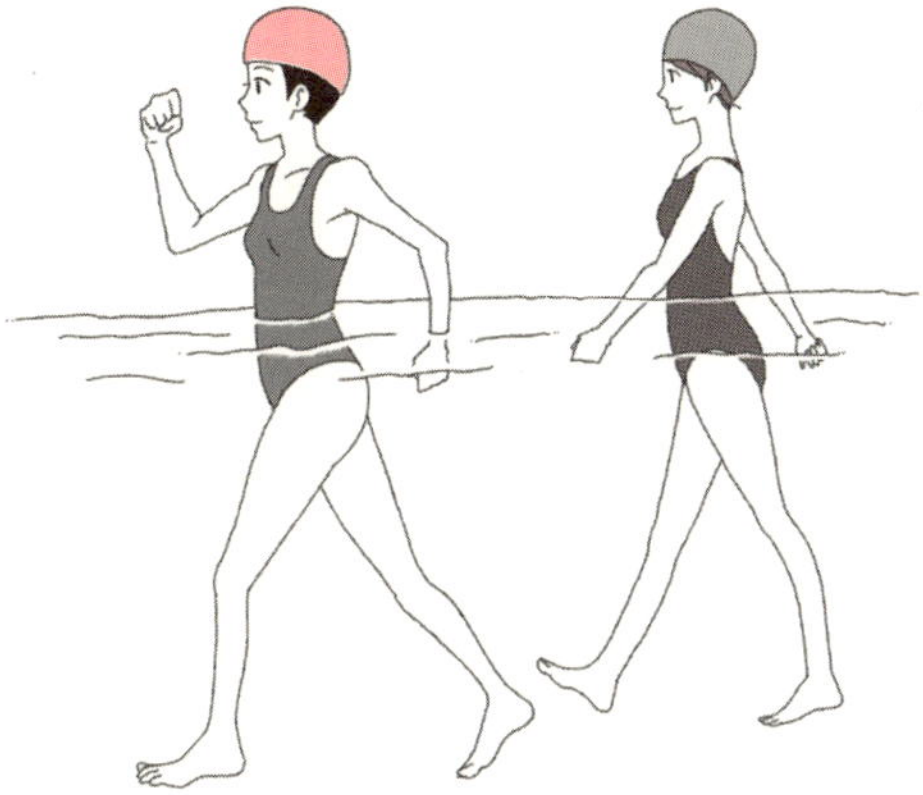

### 水中ウオーキング

水中では体重が軽くなるので、運動時下半身にかかる負担が軽減されます。陸上を歩くよりも数倍のカロリー消費が可能なので、肥満気味の人や運動不足の人向きの有酸素運動といえそうです。

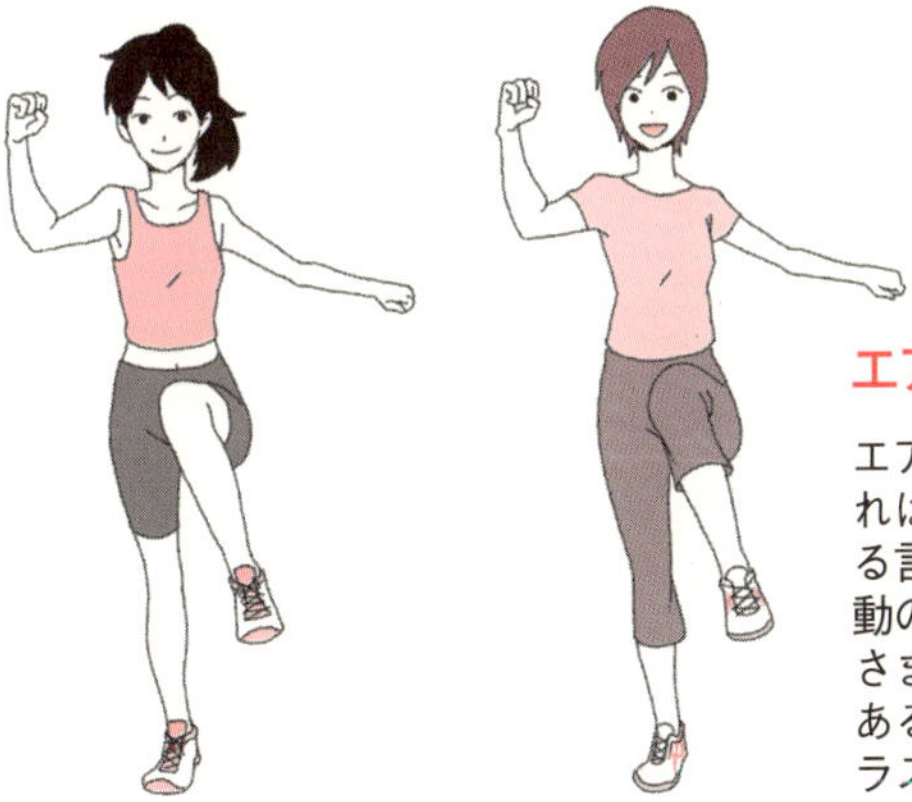

### エアロビクス

エアロビクスとは直訳すれば“有酸素”を意味する言葉。まさに有酸素運動の代表です。

さまざまなプログラムがあるので自分に合ったクラスが選べます。

# 体の脂肪を燃焼させるため サプリメントで効果を上げる

脂肪を効率よく燃焼させるには、運動とともにサプリメントも必要です。

脂肪は、筋肉細胞にあるミトコンドリアに運ばれ、エネルギーとして燃やされます。ところが脂肪は、自分の力ではミトコンドリアに入ることができません。その〝運び屋〟の役割をするのがL-カルニチンという成分です。ミトコンドリアに運ばれた脂肪は、コエンザイムQ10の力を借りて、ようやくエネルギーとして燃焼されます。L-カルニチン、コエンザイムQ10はともに、元来体の中でつくられているのですが、年齢とともに減ってきます。そこでこれらの成分を補うため、サプリメントをうまく使うのです。またこれらの成分は、運動しても疲れにくい体をつくります。

最近、脂肪燃焼系サプリの切り札として、グラボノイドも注目を浴びています。肝臓における脂質代謝を活発にして、過剰に蓄積した脂肪を燃やし、体脂肪や内臓脂肪を減少させることがわかってきました。現在この3種類が、おすすめのサプリメントです。

## ●サプリメントで体の脂肪を燃焼させる

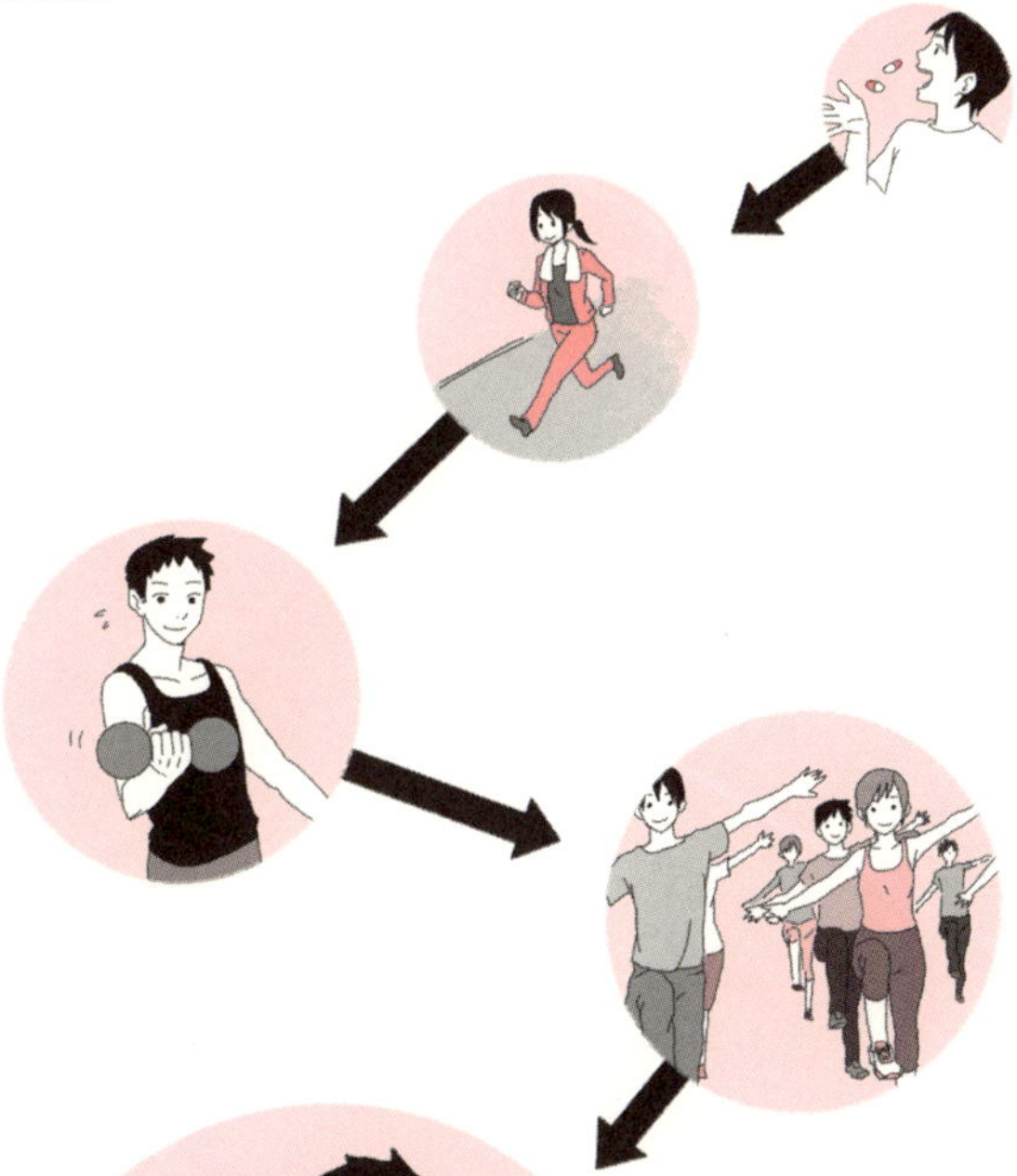

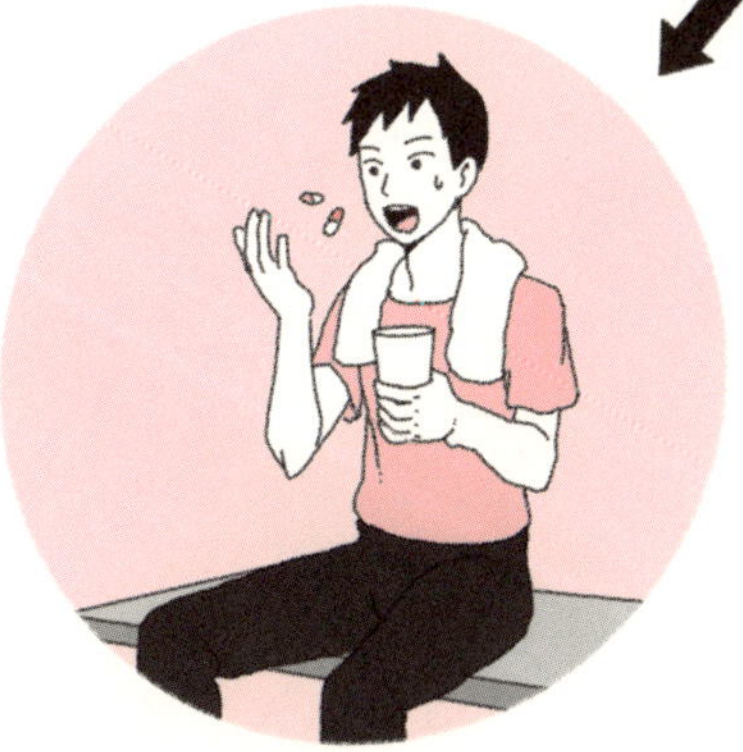

L-カルニチン
筋肉細胞のミトコンドリアへ脂肪を運んでくれます。

コエンザイムQ10
ミトコンドリアがエネルギーをつくるとき大量に使われます。

グラボノイド
蓄積された脂肪を燃やし、体脂肪や内蔵脂肪を減少させます。

監修者紹介

栗原 毅（くりはら・たけし）

1951年生まれ。栗原クリニック東京・日本橋院長。
慶應義塾大学大学院教授。前東京女子医科大学教授。

著書

「『血液サラサラ』のすべてがわかる本－ドロドロ血液最新攻略法！」（小学館）「インターフェロンで治す！ C型肝炎の新常識」（小学館）「血液サラサラ生活のすすめ　ドロドロにならない食事と過ごし方」（小学館）「内臓脂肪は命の危険信号　あなたのメタボリックシンドローム度チェックテスト付き」（小学館）「太らない生き方」（ＰＨＰ研究所）「健診 そのあとに　肝機能を自分で改善」（法研）「『体重２キロ減』で脱出できるメタボリックシンドローム」（講談社）など。

参考文献

栗原毅著「内臓脂肪は命の危険信号　あなたのメタボリックシンドローム度チェックテスト付き」（小学館）
栗原毅著「太らない生き方」（PHP研究所）
栗原毅著「『血液サラサラ』のすべてがわかる本－ドロドロ血液最新攻略法！」（小学館）
栗原毅著「血液サラサラ生活のすすめ　ドロドロにならない食事と過ごし方」（小学館）
栗原毅監修「最新版　よくわかるコレステロール（暮らしの実用シリーズ）」（学習研究社）
栗原毅監修「最新版　よくわかる中性脂肪（暮らしの実用シリーズ）」（学習研究社）
栗原毅著「健診 そのあとに　肝機能を自分で改善」（法研）
栗原毅・成田和子監修「組み合わせ自由な新レシピ付き　肝臓病の治療と食事療法」（日東書院本社）
主婦の友社編「コレステロール・中性脂肪を下げる１００のコツ」（主婦の友社）

---

編集協力／コパニカス　　レシピ考案／横塚美穂
カバー・デザイン／CYCLE DESIGN　　本文デザイン／菅沼 画
カバー・本文イラスト／前迫 瞳　　校閲／校正舎楷の木
編集担当／横塚利秋

＊本書に関するご感想、ご意見、ご質問がございましたら、書名記入の上、
下記メール・アドレス宛お願いいたします。

firstedit@tatsumi-publishing.co.jp

「誰でもスグできる！
みるみるコレステロールと中性脂肪を下げる 200％の基本ワザ」

2010年4月1日　初版第1刷発行
2014年5月1日　初版第9刷発行

監修者　栗原 毅
発行者　穂谷竹俊
発行所　株式会社日東書院本社
〒160-0022　東京都新宿区新宿2丁目15番14号　辰巳ビル
TEL：03-5360-7522（代表）
FAX：03-5360-8951（販売）
URL：http://www.TG-NET.co.jp

印刷所／図書印刷株式会社　製本所／株式会社宮本製本所

 ISBN978-4-528-01234-9 C2047